JN119937

Nブックス

三訂 栄養指導論

編著 相川りゑ子

共著 會田久仁子・今井久美子・岩瀬靖彦・上杉宰世
小野友紀・塚越恵久子・中野道子・西山良子
森　久栄・山田恒代・渡邊美樹

建帛社
KENPAKUSHA

三訂版序

2000（平成12）年の「栄養士法の一部を改正する法律」の公布により，栄養士のあり方が検討され教育内容が大きく見直されました。それに伴って，翌2001年には管理栄養士・栄養士のカリキュラムが改正されました。

新カリキュラムにおいて，従来の「栄養指導論」は，管理栄養士課程では「栄養教育論」へ，栄養士課程では「栄養指導論」へと分かれましたが，その目的とするところは健康の維持・増進を図り，疾病の予防と快適な生活を送るためのよりよい食生活の実践であり，はっきりとした線引きは難しいものです。

2010（平成22）年の発行から５刷を重ねた初版を2015年に改訂し，管理栄養士は主に「傷病者」，栄養士は主として「健常者」を対象に栄養指導を行うこととして本書を作成しました。

栄養指導にかかわる諸制度としては，2012（平成24）年の「健康日本21（第２次）」，2013年の「健康づくりのための身体活動指針（アクティブガイド）」，そしてこのたび厚生労働省より「日本人の食事摂取基準（2020年版）」が出されました。日本人の食事摂取基準は５年間にわたって適用されます。

これらに対応するべく，国民の健康の維持・増進と疾病予防等の実現のため，「栄養指導論」として学ぶべき内容を網羅し，わかりやすく，基本を押さえることを第一に心がけて編集致しました。

今回より執筆者に新たに２名の先生方に加わっていただきました。本書が使いやすく，広く「栄養指導論」のテキストとして活用されることを願っております。読者の方々からご批判，ご教示をいただきながら，よりよいテキストにしていきたいと考える次第です。

2020年３月

編著者　相　川　りゑ子

栄養指導論

目　次

第1章

栄養指導の定義と意義

1．栄養指導の意義・目標

個々人の生活の質（quality of life：QOL）を高めるためには，健康の保持・増進を目ざし，適切な栄養摂取を行うために正しい知識と行動変容が必要となる。さらに食生活における自己管理能力を養うことが大切である。栄養指導の目的は，自己の健康状態を把握し，より健康でいられるための行動が自らとれるよう指導することである。

1946（昭和21）年，世界保健機関（WHO）は保健憲章の中で，健康とは「病気ではないとか，弱っていないということではなく，肉体的にも，精神的にも，そして社会的にも，すべてが満たされた状態にあること」と定義した。1998（平成10）年には，健康と疾病は別個のものではなく，連続したものであるという意味づけから，人間の尊厳を確保し，QOLを高めるために必要であり，本質的なものだという考え方が新たに提案された。しかし，現行の健康定義が適切に機能していることから総会で審議入りせず，採択も見送られた。1986（昭和61）年「ヘルスプロモーションに関するオタワ憲章」においても，健康とは，身体的能力だけでなく，社会的・個人的な面での資源という点を重視した前向きな考え方から，ただ保健医療部門にゆだねられるより，健康的なライフスタイルを超えて，幸福にまで及ぶものとしている。いずれにしてもQOLの向上のための食生活に関する教育が求められており，日本においても健康日本21の中で「健康寿命の延伸」，健康日本21（第２次）では「健康格差の縮小」などが目標の一つとなっている。栄養指導は，食生活の変容からQOLの向上を導き，ひいては健全な社会を築くことになるのである。

2．栄養指導と栄養士

2.1　栄養指導の必要性

江戸時代の後期，商人の財力と外食産業の発達から白米の普及とともに「江戸わずらい」と呼ばれた脚気の罹患率が高まり始めた。明治に入り，「士農工商」の身分が撤廃され，お金を出せば白米が入手できることから，ますます脚気が広まり，深刻化した。

詳しくは第２章で述べるが，この時代の海軍軍医総監，高木兼寛（たかぎかねひろ）は，２隻の軍艦を使用し，白米食と麦食による比較実験を行い，麦食では脚気が激減したことから海軍兵食の改善が行われた。また陸軍軍医総監，森林太郎が会長である「脚気予防調査会」のメンバーであった鈴木梅太郎によりオリザニン（ビタミンB_1）が1910（明治43）年に発見され，収束した。一方，日清戦争（1894年），日露戦争（1904年）の後，国民の体力が低下し，国内の食料事情は悪化し，明治後期から大正にかけて結核が蔓延した。結核の治療として，安静・休養・十分な栄養補給が重要であり，1913（大正2）年に北里柴三郎により日本結核予防協会が設立され，予防対策がとられた。満州事変（1931年），日華事変（1937年）を経て，1941（昭和16）年に太平洋戦争（第二次世界大戦）突入となり，物資の統制，米の配給制度などがとられ，国家が国民に厳しい食生活を強要する状況となった。戦局の悪化に伴い，極度の食料難となり，国民の栄養状態は悪化し栄養失調が広まっていった。

戦後となり，1947（昭和22）年に栄養士法，1952（昭和27）年に栄養改善法，1954（昭和29）年には学校給食法が制定され，ララ物資（第2章p.8参照）による小学校給食が始まった。1948（昭和23）年には，保育所を加えて6大都市で給食が行われ，1951（昭和26）年には完全給食が大規模に拡大された。

昭和30年代では，高度経済成長，米の豊作，食品工業の発達，スーパーマーケットの開店と，戦中・戦後と続いた食料難から完全に解放された。輸入食品，畜産食品，油脂類が増加し，食生活は欧米化していった。日本人の食生活が変化するとともに，脚気や結核に代わって，がんや循環器疾患などの生活習慣病が蔓延し始めた。

1975（昭和50）年ごろからは食事のバランス（PFCバランス）が見直され，1977（昭和52）年には，アメリカのマクガバンレポートからの影響で「日本型食生活」に関心が集まり，日本食ブームが起きた。国内では核家族化が進み，単身赴任の増加もみられ，外食産業の進出，加工・インスタント食品の増加，米・魚離れなどの食の変化とともに，生活習慣病（当時・成人病）の増加が問題となった。生活習慣病対策として，1978（昭和53）年から第1次国民健康づくり対策（健診制度，保健指導などの推進，市町村保健センターの創設など），1988（昭和63）年から第2次国民健康づくり対策（アクティブ80ヘルスプラン），2000（平成12）年から第3次国民健康づくり対策（健康日本21），2013（平成25）年からは，第4次国民健康づくり対策にあたる健康日本21（第2次）により，健康寿命の延伸，健康格差の縮小，生活習慣病発症予防と重症化予防の徹底が展開されている。

それぞれの時代によって栄養指導の内容が変化しているが，健康の保持・増進であることには変わりなく，栄養士の担うところは大きい。

2.2 栄養士

1925（大正14）年，佐伯矩（さいきただす）が私立栄養学校を設立し，翌年誕生した15名の栄養技手（栄養士）が工場や農村などで栄養改善指導を行い，これが日本の栄養改善活動の始まりといわれている。

1937（昭和12）年，旧「保健所法」が制定され，保健所栄養士が誕生し，栄養改善に関する指導に力が注がれた。1938（昭和13）年，国立公衆衛生院（現・国立保健医療科学院）が設置された。1962（昭和37）年には，栄養士法一部改正により管理栄養士制度が設定され，健康に関する分野が多岐にわたり，専門化していくこととなった。

3．環境と栄養指導

栄養指導は，人びとの生涯を通じた健康の保持・増進，QOLの向上に寄与する健康的な食生活・食行動の形成を目ざした指導である。栄養指導は，対象者や環境（指導の場）によって違ってくる。

3.1 栄養指導の場

（1）地域保健の場

地域保健の場においては，地域住民が対象となり，対象者が求めているニーズに合わせた指導が必要となる。すなわち，地域住民の生活習慣病，メタボリックシンドロームの予防，健康の保持・増進などが主目的であり，「健康日本21」の達成すべき目標値に向かって行動計画を策定し，保健活動を行い評価する。

（2）産業保健の場

産業保健の場では，健康な労働者集団を対象に職場での能率向上，生活習慣病発症防止，健康の保持・増進などを目的に産業医・看護師などとともに栄養士・管理栄養士が健診，健康教育，栄養相談を行う。職場給食では，選択メニューを自分の状態に合わせて適正な食事を選択できるよう指導の例として示すことができる。若い人の朝食欠食や夕食の改善についても指導のポイントである。

（3）医療の場

医療の場においては，入院患者が対象であるが，退院時にはその家族も対象となる。病気ごとの基本的知識の学習や治療食への意義や動機づけ，病気の理解や個々人の目標，家族の協力を考慮した具体的な指導が必要である。入院栄養食事指導，外来栄養食事指導，訪問栄養食事指導などがあり，個々のアセスメントに応じた目標を作成し，一歩ずつの努力が大切である。

（4）学校教育の場

学校教育の場では，児童・生徒およびその家族が対象で，生涯にわたり望ましい生活習慣の確立と生活習慣病の予防を目的とするものである。学校給食では，栄養バランス，多種類の食品の使用，子どもに適した味つけ，手洗いや喫食マナーなどを体験を通して学んでいるが，アレルギーなど食の問題を抱える児童・生徒もおり，情報の共有，家庭との連携が必要となっている。また，朝食欠食，孤食，肥満傾向児の増加，外食・加工食品の利用，生活習慣の多様化などによる問題が多く，栄養素等摂取のアンバランス，生活習慣病の若年化など子どもたちの食についての課題は多い。

（５）老人福祉施設の場

老人福祉施設の場では，老人福祉施設，介護保険施設に入所している，またはデイケアに通う高齢者が対象であるため，健康に問題があることが多い。主に施設での給食を通して栄養指導が行われるが，目標は健康増進というよりは，QOL の維持・向上に重きが置かれる。つまり食べることを通して利用者の生活機能を維持し，満足度を得ることである。高齢者には誤嚥，便秘，脱水などが多くみられるため，食事管理には，特段注意する。

以上のように，環境が変わると対象者の特性も変わることを知り，対象者のニーズに合わせた栄養指導を行う必要がある。

第2章

栄養指導の沿革

1. 栄養指導の歴史

1.1 栄養指導・栄養改善の変遷

(1) 栄養指導の必要性

健康，長寿。これは，人種や性，時代を越えて誰もが望む究極の願いである。人は太古の昔からさまざまな病気や自然環境の変化と闘い，脈々と命をつないで今日の存在がある。生命を維持し，疾病を予防し，心身の健全な発育と健康の保持・増進をするためには，個人や集団を適切な食生活に導くための手段や方法を身につけることが重要である。

なにごとにおいても，これからの方向を探るとき，過去の歴史に学ぶことは重要な意味をもつ。現在の状況を把握し，問題点を見い出し，適切な対応を図り実行に移すために「Plan－Do－Check－Act」といわれるマネジメントサイクル（PDCAサイクル*）の流れがある（第5章p.46～47参照）。今後の栄養指導のあり方は，過去のさまざまなできごとを理解することにより，手順をそこに学ぶことができるのである。

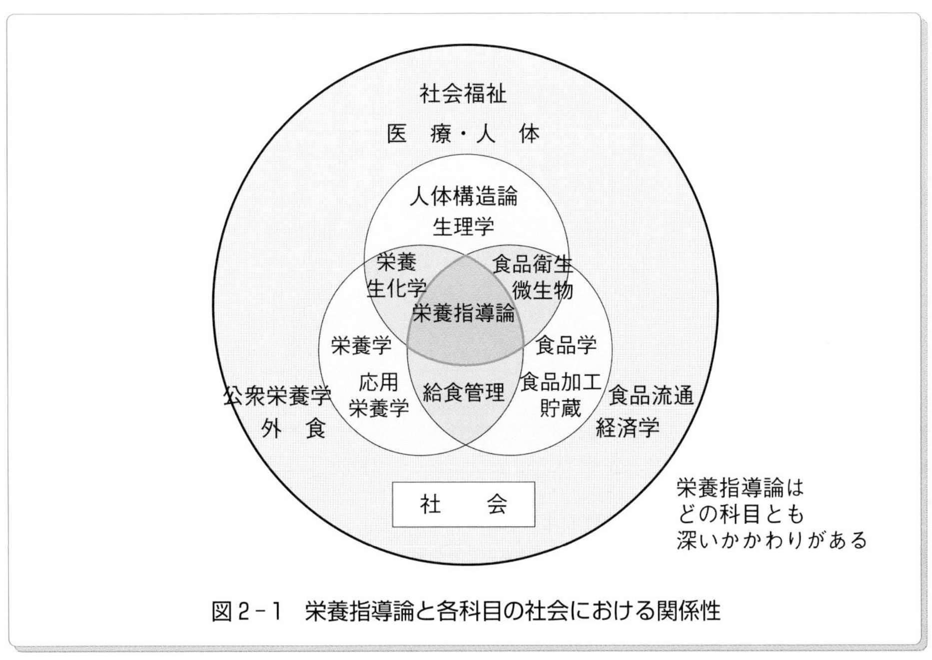

図2-1 栄養指導論と各科目の社会における関係性

＊PDCAサイクル　PはPlan（計画），DはDo（実施），CはCheck（検証），AはAct（改善）である。

食の習慣や食嗜好，食の特徴はその人の長い時間の経過の中で形成され，それは個人の健康を作用する重要な要素である。飽食の時代といわれるほど豊かな食生活は，私たちの栄養状態を良好にしてきたがその一方で，栄養の過剰摂取や栄養のアンバランスもみられ，生活習慣を適正なものへと導くことの大切さを認識させた。私たちの身体は摂取した食物からのみつくられるのであるから，日常の食事内容を見直し，食行動の改善を図り，理想的な生活に近づけるための教育や導きが必要となる。

身についた生活習慣を見直し，間違った点があれば正しく理解させ，その解決について納得させ行動を変容させて結果に導く。一連の栄養指導を進める栄養士・管理栄養士はその指導に際し，関連する多くの教科目の知識をフルに動員させる。たくさんの知識の引き出しを常に開けて，そして日々新しい情報に関心をもち自己研鑽，ブラッシュアップに努めることが求められるのである。

（2）栄養指導の始まり

白米食の偏食・多食が急激にみられるようになった明治以降，栄養や食物が科学的にとらえられるようになった。栄養に関する問題を解決するべく，栄養改善指導がなされたのが栄養指導の始まりである（表２－１）。

当時日本では，脚気による死亡率が高く，保健上重要な問題であった。白米食の偏食・多食によるビタミンB_1や良質なたんぱく質の不足が原因となり脚気が多くみら

表２－１　栄養・給食関係の歴史と社会的背景

	栄養・給食関係	社会情勢
1884（明治17）年	・高木兼寛博士：兵食を麦食とし遠洋航海に出た兵員の脚気を予防	・鹿鳴館で仮装舞踏会盛行
1889（明治22）年	・山形県忠愛小学校で昼食給食開始（学校給食の始まり）	・大日本帝国憲法発布
1890（明治23）年		・各地で米騒動起こる
1894（明治27）年		・日清戦争開戦
1904（明治37）年		・日露戦争開戦
1908（明治41）年	・脚気病調査会設置	
1910（明治43）年	・鈴木梅太郎：オリザニンの創製	
1914（大正３）年	・私立栄養研究所設置	・第一次世界大戦開戦
1918（大正７）年		・米価暴騰，関西各地に米騒動起こる
1920（大正９）年	・国立栄養研究所設置	
1923（大正12）年		・関東大震災
1925（大正14）年	・佐伯矩博士（当時栄養研究所長）：栄養学校で栄養士の養成開始	

れたのだが，この当時には原因は不明であった。

海軍軍医高木兼寛（たかぎかねひろ）博士は食品の摂取に原因があると考え，麦食による遠洋航海を行いその効果を確認している。脚気原因として細菌説・中毒説など諸説唱えられたが原因は明らかにならず，兵力へ影響するとして陸軍軍医総監の森林太郎（筆名・森鴎外）を会長として「臨時脚気病調査会」が編成され，研究が続けられた。会のメンバーであった鈴木梅太郎によるオリザニンの発見は1910（明治43）年である。

（3）栄養技手の誕生

大正時代に入り，佐伯矩（さいきただす）は1914（大正3）年に私立栄養研究所を創設し，医学から栄養学を独立させた。1925（大正14）年には栄養指導の専門家を育てるため栄養学校を設立し，国民の栄養改善のために栄養学の普及に力を注いだ。栄養技手と呼ばれた栄養士第１号が誕生したのは1926（大正15）年３月のことである。

（4）栄養士法の公布

戦後の食料不足の中，日本人の多くは栄養失調に苦しんだ。当時の配給は生きていく栄養量の約１／２を保証するだけで，残りの半分を求めて闇米（違法な米の流通）が横行した。このころ，栄養士の研究や実践活動の中心は栄養欠乏対策であった。

1945（昭和20）年，米軍司令部へ食料援助を懇願するため，食料不足の科学的根拠を得る目的で取り急ぎ東京で栄養調査が行われた。結果はアメリカに報告され，各国からの緊急食料援助（ララ物資・ユニセフなど）を得て，国民は最低限の食料を受けることができるようになった。

1946（昭和21）年から全国に広げて国民栄養調査が実施された。日本人の食生活は，長く米飯と野菜，水産物中心の伝統的食パターンであった。日本の近代化は食生活においても欧米に近づくことを理想としてきたが，畜肉や牛乳などの畜産物を摂る習慣のなかった時代には心理的な抵抗が強く，食における近代化の波は緩やかであった。当時の栄養給源のほとんどは穀類といも類であり，乏しい食料事情の中，国民が生存していくためには栄養知識の普及と指導が必要であった。栄養士による栄養料理講習が盛んに開催され，穀類に偏った食事からたんぱく質，脂質，カルシウムの摂取を促す栄養素確保の指導が中心に行われた。1947（昭和22）年には栄養士法が公布され，栄養行政改善事業の担い手として栄養士は国から公認されることとなった。

（5）栄養改善から栄養アンバランス対策へ

1947（昭和22）年に学校給食が始まり，同年12月に児童福祉法が制定，1949（昭和24）年には保育所給食も始まった。このころにはしだいに栄養失調の苦しみから脱することができたが，熱量・たんぱく質・カルシウムなどの不足がみられた。

1954（昭和29）年には学校給食法が制定され，学校給食は学童の心身の健全な発育・体位の向上に大きな役割を果たした。経済も復興発展をみせ，金銭的にも精神的にも生活にゆとりが生まれるようになった。生活は欧米化し，意識の変化に伴って食生活は変化し，畜肉や乳類の消費が増加した。高度経済成長に伴い食生活が向上すると食の多様化がみられるようになり，成人病（現・生活習慣病）の増加が大きな問題となった。国民の栄養摂取状態は平均的にみるとほぼ良好といわれる状態になったものの，個別にみると世帯格差は広がり，朝食の欠食，外食への依存傾向，孤食，肥満傾向が目立つようになった。

このように伝統的和食から副食中心の欧米型食生活へと急激に変貌を遂げ，食料の不足の時代の栄養改善への対応から，栄養の過剰や不足の相反する状況に対する個々への対応へと，栄養指導は時代に沿ってその要請は変化してきている。

1.2　食料難と栄養素の欠乏症

第二次世界大戦前の日本は感染症対策が衛生行政の中心であり，当時の食料事情は悪く，ビタミンB_1欠乏症による脚気患者の多さに，「脚気が国を滅ぼす」とまでいわれた。第二次世界大戦後にはその食料難が深刻な問題となり，国民の間には結核や栄養失調症などが増えた。このような中，いかにして国民に食料・栄養を確保し，いかにして衛生状態を改善するかが国の大きな課題であった。

2. 戦前，戦後復興

2.1　栄養改善活動と栄養指導

明治以降，脚気に悩まされてきた日本では，国民の栄養改善の必要性が強調され，日本の食生活改善は，当時富国強兵策をとっていた兵食改善から始まった。鈴木梅太郎のオリザニン（ビタミンB_1）発見，佐伯矩により私立の栄養学校が設立され栄養士養成が始まるなど，明治，大正，昭和と時代を経て，国民の栄養改善目的の栄養指導が進んできた。

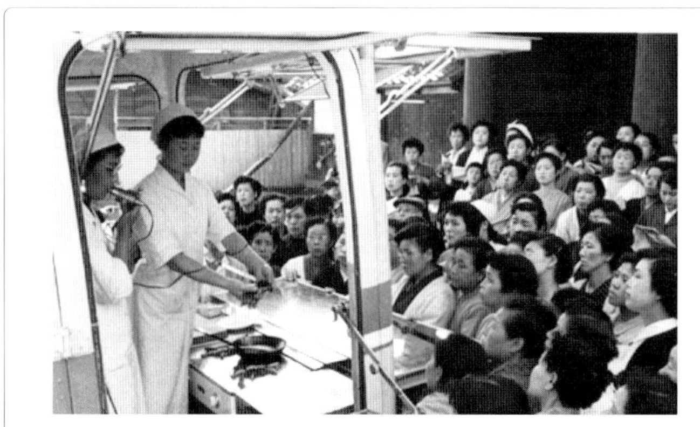

図2-2　キッチンカーで栄養指導
出典）群馬県立文書館

1947（昭和22）年に誕生した国家資格としての栄養士は全国に散り，深刻な食料不足により栄養失調に苦しむ人びとの栄養を確保するために活躍を始めた。戦後の少ない食料を有効に利用する方法や，ララ物資（Licensed Agencies for Relief of Asia：LARA，公認アジア救済連盟が提供していた物資）としてアメリカから入ってくるようになった小麦粉を利用した調理方法を紹介・指導する際に登場したのがキッチンカー（図2－2）である。調理のできる設備を備えたキッチンカーで各地を回り，保健所とともに料理講習会を開いて新しい献立の紹介，料理法を講習し，食生活の改善を図った。

現在では，NPO（非営利組織）などが災害発生時に駆けつけ食事の炊き出しの救援作業を行う際に，同様な調理機能を備えた仕様の車両が使われることもある。

望ましい食のあり方の普及のために，「6つの基礎食品」（巻末p.155付表6参照）を指導媒体とする通達が1958（昭和33）年に出されている。

2.2 食料援助と学校給食

（1）食料援助

戦後の食料品や医薬品，日用品などの不足した時代にララ物資が届けられ，日本の多くの人びとを救った。アメリカ，カナダ，中南米の各地からの資金や物資は，この組織「ララ：LARA」から対日救援物資として日本に届けられた。この「ララ」の活動にはカリフォルニア在住の日系アメリカ人の大いなる努力があったといわれる。

1945（昭和20）年に戦後のヨーロッパを救済するためアメリカで設立されたNGO（非政府組織）「ケア」（Cooperative for Assistance and Relief Everywhere：CARE）からの「ケア物資」は1948年から1955年にかけて，日本に送られた。食料品，菓子，コーヒー，紅茶，砂糖，石鹸など日用品も含めたさまざまな物資の援助により多くの子どもたちが救われた。

（2）学校給食

1889（明治22）年，日本で初めて山形県鶴岡町の私立忠愛小学校で貧困児童を対象に無料実施した給食はその後1941（昭和16）年に正式に開始されたが，第二次世界大戦のため一時中止され，1946（昭和21）年に再開された。アメリカ政府の援助等もあり，1950（昭和25）年には完全給食となった。1954（昭和29）年には「学校給食法」により学校給食の実施体制が法的に整備され，未来を担う子どもたちの体位向上，食生活の改善，栄養知識の普及等を願い，教育の一環として学校給食が進められている。

（3）ユニセフ（UNICEF，国連児童基金）

自然災害や戦争などにより被害を受け伝染病や栄養失調に苦しむ子どもたちを救済するために設けられた国連機関ユニセフは，日本の子どもたちのために，巨額の資金を提供し，戦後の子どもたちを救済した。

3. 経済成長期の栄養指導

3.1 外食産業の普及と栄養指導

1960（昭和35）年，政府は所得倍増計画を掲げ，日本の経済は大きく発展しつつあった。1956（昭和31）年の経済白書に「もはや戦後ではない」という言葉が使われるほど人びとの生活が大きく変わりはじめ，日本は高度成長期を迎えた。日本国民の多くは，生活にそれほどの余裕はなく，戦後復興半ばというのが実感であったが，「三種の神器」といわれたあこがれの商品であった白黒テレビ，電気冷蔵庫，電気洗濯機を手にするために人びとは懸命に働き，その労働意欲がやがて消費社会と日本経済の高成長をもたらした。生活様式の変化は食生活も多様化させた。

1964（昭和39）年には東京オリンピックが開催され，国民の健康づくりや体力づくりへの関心が高まった。国は健康・体力増強対策を閣議決定し，1973（昭和48）年から健康科学センターの設置も進められた。

1970（昭和45）年にはファミリーレストラン，1973（昭和48）年にはコンビニエンスストア第1号店がそれぞれ創業し，日本人の生活習慣が大きく変わっていく契機となった。以降わずかな間にファストフードやドライブスルー，持ち帰り弁当，食材料の宅配サービスも始まり，1970年代の終わりにはチェーン展開を特徴とする多様な外食産業が盛んになった。生活水準の向上に伴いグルメ化，ファッション性の高い食事も人気となり食の構造は複雑になっていった。一方，**食の個食化**（第8章p.104参照）が進み，個人的にみると栄養素の過剰摂取や摂取不足の格差が大きくなり，個人に対する栄養指導が望まれる状況になった。**共食**の重要性も再認識された。

3.2　ライフスタイルの変容と栄養指導

戦後の復興期から続く高度経済成長期は，1970年代の安定成長期を経て1990年代のバブルの崩壊を迎え，今日に至る長い低成長期となった。この間，多くの日本人の食や健康に関する意識も様変わりしてきた。高齢化・少子化がますます進み，個々人のライフスタイルが一層多様化し，食品の多様化，国際化，健康に関する情報の氾濫が進む中，いかに適切な情報を得て，適切な食品選択を行うかが食生活上の重要な問題となり，個人に対する栄養指導がいっそう望まれる。

3.3　国民健康づくり対策

健康の3要素は，**栄養・運動・休養**であるといわれる。三つの輪が重なり合ったところに健康が生まれる。東京オリンピックの開催された1964（昭和39）年以降国民の間に健康づくりや体力づくり気運が高まり，日本国憲法第25条に「国民の生存権・国の社会的使命」が記されているように，社会福祉，社会保障および公衆衛生の向上および増進に努めるべく国は，**国民健康づくり対策**を打ち出していった。1970（昭和45）年からは保健所において保健栄養学級が開催され，正しい栄養・運動・休養の取り方の具体的な指導も始められた。それは，正しい食生活への導きはもちろん，日常生活の中での運動を勧め，複雑な社会での上手なストレス解消法などを踏まえた，いわゆる**心身のバランス**の大切さを基本としている（表2－2）。

表2－2　経済状況と栄養改善施策の変遷（平成まで）

	経済状況	栄養改善施策等
1945 (昭和20)年	困　窮	1945　栄養士規則制定 1947　「栄養士法」制定 1949　ユニセフミルク給食開始
1950 (昭和25)年	復　興	1952　「栄養改善法」公布・三色食品群による三食運動 1954　「学校給食法」公布
1955 (昭和30)年	高度成長	1955　パン食奨励 1958　「６つの基礎食品」厚生省採用 1958　「調理師法」公布 1959　日本栄養士会社団法人として認可
1960 (昭和35)年		1962　栄養士法一部改正により「管理栄養士制度」制定
1965 (昭和40)年		1965　体力づくり国民会議設置
1970 (昭和45)年		1971　学校給食に米飯給食導入 1973　健康増進施設センター設立（宮崎県）
1975 (昭和50)年	安定成長	1978　第１次国民健康づくり対策 市販食品成分表発表
1980 (昭和55)年		1981　四訂日本食品標準成分表発表 1982　「老人保健法」制定
1985 (昭和60)年		1985　「健康づくりのための食生活指針」策定（厚生省） 1987　第１回管理栄養士国家試験実施 1988　第２次国民健康づくり対策アクティブ80ヘルスプラン実施
1990 (平成2)年		1990　「健康づくりのための食生活指針（対象特性別）」策定 外食料理の栄養成分表示ガイドライン発表 1993　「健康づくりのための運動指針」策定 1994　「保健所法」が「地域保健法」に改められる 「健康づくりのための休養指針」策定
1995 (平成7)年		1996　成人病が生活習慣病に改められる（厚生省） 1997　「21世紀の栄養・食生活のあり方検討会報告書」発表（厚生省）
2000 (平成12)年	経済変革期	2000　「21世紀における国民健康づくり運動（健康日本21）」策定 厚生省，農林水産省，文部省により「食生活指針」策定 2001　省庁再編成により「厚生省」は「厚生労働省」へ 2002　栄養士法の一部を改正する法律施行により管理栄養士業務の明確化 「健康増進法」制定 2004　健康づくりのための食環境整備に関する検討会報告（厚生労働省） 「健康フロンティア戦略」策定
2005 (平成17)年		2005　「日本人の食事摂取基準（2005年版）」 厚生労働省，農林水産省より「食事バランスガイド」策定 食育基本法制定 2006　「健康づくりのための運動基準2006」策定 「健康づくりのための運動指針2006＜エクササイズガイド2006＞」策定 2007　「新健康フロンティア戦略～健康国家への挑戦～」策定 「新健康フロンティア戦略アクションプラン」 2008　特定健康診査・特定保健指導実施 「女性の健康週間」（毎年３月１日から３月８日）創設 2009　食事による栄養摂取量の新たな基準設定（健康増進法第30条2項，改正後第16条2項）
2010 (平成22)年		2010　「日本人の食事摂取基準（2010年版）」 2012　「健康日本21（第２次）」策定 「労働者の心の健康の保持増進のための指針」 2013　厚生労働省健康づくり大キャンペーン開始，健康づくり推進本部設置 「健康づくりのための身体活動基準2013」 「健康づくりのための身体活動指針（アクティブガイド）」 2014　「日本人の食事摂取基準（2015年版）」 日本人の長寿を支える「健康な食事」認証制度

（1）第１次国民健康づくり対策　1978～1987年度

基本的な考え方は，生涯を通じた健康づくりの推進および健康づくりの３要素である栄養・運動・休養の健康増進事業の推進である。

これらの普及のための方策として，① 健康診査・保健指導体制の確立，② 健康づくりの基盤整備として，健康増進センター・市町村保健センター等の整備，保健師・栄養士等のマンパワーの確保，③ 健康づくりの啓発・普及として，市町村健康づくり推進協議会の設置，栄養所要量の普及，健康づくりに関する研究の実施，④ 健康づくりのための食生活指針が推し進められた。

（2）第２次国民健康づくり対策　1988～1999年度

第２次国民健康づくり対策はアクティブ80ヘルスプランとも呼ばれ，生涯を通じた健康づくりを推進した。栄養・運動・休養の健康の３要素のうち遅れていた運動習慣の普及に重点を置いた健康増進事業の推進を基本的な考え方とした。

普及のための方策として，① 健康づくりのための運動の普及のためのマンパワーの確保，さらに健康増進認定施設の推進を掲げ，② 健康づくりのための食生活指針（対象特性別）を1990（平成２）年に，さらに健康づくりのための運動指針を1993（平成５）年に定め，③ 健康づくりのための休養指針を1994（平成６）年に定めている。

（3）第３次国民健康づくり対策　2000～2012年度

21世紀における国民健康づくり運動－健康日本21－である，第３次国民健康づくり対策は，すべての国民が健康で明るく元気で生活できる社会の実現，早世（早死）の減少，認知症や寝たきりにならない状態で生活できる期間（健康寿命）を１日でも長くすることを目的に，一次予防の重視を基本的考えとしている。

普及のための方策として，① 多様な経路による普及・啓発の推進，② 推進体制の整備，地方計画への支援，③ 各種保健事業の効率的・一体的推進，④ 科学的根拠に基づく目標の設定と評価などによる事業の推進，⑤ 健康づくり支援のための環境整備を掲げ，国民の健康づくりを総合的に推進してきた。

10か年計画で進められてきたこの対策は，中間評価の結果を踏まえて改定が行われた。主な改定点は，① メタボリックシンドロームの該当者・予備群の減少率，健診・保健指導の実施率などの目標を追加設定する，② 実施期間を2012（平成24）年度までとするなどで，2008（平成20）年４月１日より施行された。

（4）第４次国民健康づくり対策　2013～2022年度

2012（平成24）年７月，第４次国民健康づくり対策として「21世紀における第２次国民健康づくり運動（健康日本21（第２次））」が策定され，2013（平成25）年４月からその取り組みが進められている。ライフステージに応じた健やかで心豊かに生活できる活力ある社会の実現を目ざし，生活習慣病の予防や心の健康など計53項目（再掲を除く）の数値目標を設定している（図2－3，表2－3）。健康日本21（第2次）の詳細は第7章p.89～90を参照。

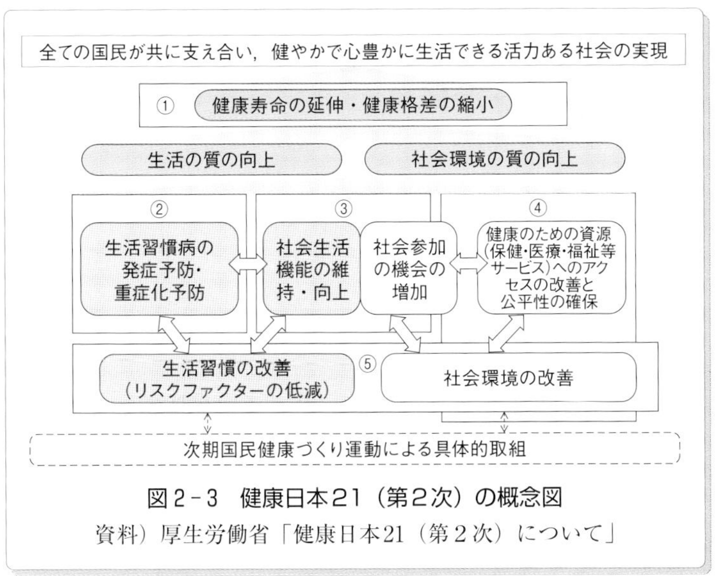

図2－3　健康日本21（第2次）の概念図

資料）厚生労働省「健康日本21（第2次）について」

健康日本21（第2次）最終評価報告書が2022（令和4）年10月に厚生科学審議会地域保健健康増進栄養部会から公表された。最終評価では，策定時の値と直近値を比較し，目標の達成状況について「A　目標値に達した」「B　現時点で目標値に達していないが，改善傾向にある」「C　変わらない」「D　悪化している」「E　評価困難（新型コロナウイルス感染症の影響でデータソースとなる調査が中止となった項目を含む）」

表2－3　健康日本21（第2次）の具体的な目標

基本的な方向	具体的な目標の例（括弧内の数値は策定時）	目　標	最終評価
健康寿命の延伸と健康格差の縮小	○日常生活に制限のない期間の平均（男性70.42年，女性73.62年）	平均寿命の増加分を上回る増加	A
生活習慣病の発症予防と重症化予防の徹底（がん，循環器疾患，糖尿病，COPDの予防）	○75歳未満のがんの年齢調整死亡率の減少（84.3（10万人あたり））	73.9（10万人あたり）	A
	○最高血圧の平均値（男性138mmHg，女性133mmHg）	男性134，女性129（mmHg）	B
	○糖尿病合併症の減少（16,271人）	15,000人	C
社会生活を営むために必要な機能の維持・向上（心の健康，次世代の健康，高齢者の健康を増進）	○強いうつや不安を感じている者（10.4%）	9.4%	C
	○低出生体重児の割合の減少（9.6%）	減少傾向へ	C
	○認知機能低下ハイリスク高齢者の把握率の向上（0.9%）	10%	A
健康を支え，守るための社会環境の整備	○健康づくりに関する活動に取り組み自発的に情報発信を行う企業数の増加（420社）	3,000社	B
栄養・食生活，身体活動・運動，休養，飲酒，喫煙，歯・口腔の健康に関する生活習慣の改善及び社会環境の改善	○20～60歳代男性の肥満者の割合（31.2%）	28%（自然増から15%減）	D
	○食塩摂取量（10.6g）	8g	B
	○20～64歳の日常生活での歩数（男性7,841歩，女性6,883歩）	男性9,000歩，女性8,500歩	C
	○生活習慣病のリスクを高める量（1日あたり純アルコール摂取量男性40g，女性20g以上）の飲酒者割合の減少　（男性15.3%，女性7.5%）	男性13%，女性6.4%	D
	○成人の喫煙率（19.5%）	12%	B
	○80歳で20歯以上の歯を有する者の割合（25%）	50%	E

の五段階で評価している。全53項目のうち，Aが8項目（15.1%），Bが20項目（37.7%），Cが14項目（26.4%），Dが4項目（7.5%），Eが7項目（13.2%）となっている。目標に対する，A～Eの最終評価を表2－3に挙げた。

（5）健康フロンティア戦略　2005～2014年

明るく活力ある社会の構築のため，国民の健康寿命（健康で自立して暮らすことができる期間）を長くすることを基本目標に置き，「生活習慣病予防対策の推進」と「介護予防の推進」の二つのアプローチにより政策を展開するものである。2004（平成16）年5月に策定された。

【健康フロンティア戦略　戦略の目標】
〔疾病の罹患と死亡を減らす「生活習慣病対策の推進」〕
がん対策：5年生存率を20%改善　　心疾患対策：死亡率を25%改善
脳卒中対策：死亡率を25%改善　　糖尿病対策：発生率を20%改善
〔要介護になることを防ぐ「介護予防の推進」〕
要介護者の減少：「7人に1人」を「10人に1人」へ

これらの数値目標の達成を図り，健康寿命を2年程度伸ばすことを目ざしている。

（6）新健康フロンティア戦略―健康国家への挑戦　2007～2016年

国民の健康寿命を延ばすために，国民自らがそれぞれの立場に応じ予防を重視した健康づくりを行うことを国民の運動として展開し，家庭の役割を見直し，地域コミュニティーの強化，技術と提供体制の両面からのイノベーションを通じて，病気を患った人や障害のある人，年をとった人も，持っている能力をフルに活用して充実した人生を送ることができるよう支援することを戦略の趣旨として掲げている。

新健康フロンティア戦略賢人会議が開催され，健康フロンティア戦略をさらに発展させた「新健康フロンティア戦略」が2007（平成19）年4月に取りまとめられた。具体的な戦略の内容としては，①国民自らが行う健康対策と，②戦略を支援する体制であり，分野ごとに指標となる項目を設定，ポイント化して戦略の進捗状況を表現することになっている。

【新健康フロンティア戦略　具体的に講じる施策】
〔国民自らがそれぞれの立場に応じて行う健康対策〕
①子どもを守り育てる健康対策，②女性を応援する健康プログラム，
③メタボリックシンドローム対策の一層の推進，④がん対策の一層の推進，
⑤こころの健康づくり，⑥介護予防対策の一層の推進，⑦歯の健康づくり，
⑧食育の推進，⑨運動・スポーツの振興
〔新健康フロンティア戦略を支援する家庭・地域・技術・産業〕
①健康を家庭・地域全体で支援，②人間の活動領域の拡張に向けた取り組み，
③医療・福祉技術のイノベーション

さらに同年12月には，新健康フロンティア戦略に掲げられた取り組みを進め健康

国家の創造に向けて挑戦するために，「子ども」，「女性」，「メタボリックシンドローム対策」，「がん対策」，「こころ」，「介護」，「歯」，「食育」，「スポーツ」分野における施策が取りまとめられた。

4．栄養指導の現在

4.1 生活習慣病と栄養指導

（1）国民健康・栄養調査にみる生活習慣病

国民健康・栄養調査は，国民の健康増進の総合的推進を図る基礎資料を得るために行われている。調査の詳細につては，第4章p.42～44を参照。

（2）栄養素等摂取量の年次推移

2019（令和元）年11月に実施された国民健康・栄養調査の結果が2020（令和2）年12月に公表された。この調査では，毎年実施している基本項目に加え，所得等社会経済状況と生活習慣等に関する状況が重点項目とされ把握された。

1歳以上の男女1人1日当たりのエネルギー摂取量1,903kcal，たんぱく質71.4 g，脂質61.3 g，カルシウム505mg，鉄7.6mg，食塩相当量9.7 g，ビタミンA 534μgRE，ビタミンB_1 0.95mg，ビタミンB_2 1.18mg，ビタミンC 94mgであった（表2－4）。全体の

表2－4　栄養素等摂取量の年次推移　（1人1日あたり）

	1975	1985	1995	2005	2015	2019
エネルギー (kcal)	2,188	2,088	2,042	1,904	1,889	1,903
たんぱく質 (g)	80.0	79.0	81.5	71.1	69.1	71.4
うち動物性 (g)	38.9	40.1	44.4	38.3	37.3	40.1
脂質 (g)	52.0	56.9	59.9	53.9	57.0	61.3
うち動物性 (g)	27.4	27.6	29.8	27.3	28.7	32.4
炭水化物 (g)	337	298	280	267	257.8	248.3
カルシウム (mg)	550	553	585	539	517	505
鉄 (mg)	13.4	10.8	11.8	8.0	7.6	7.6
食塩（ナトリウム換算）(g)	14.0	12.1	13.2	11.0	9.7	9.7
ビタミン A (IU)	1,602	2,188	2,840	604*	534*	534*
ビタミン B_1 (mg)	1.11	1.34	1.22	0.87	0.86	0.95
ビタミン B_2 (mg)	0.96	1.25	1.47	1.18	1.17	1.18
ビタミン C (mg)	117	128	135	106	98	94

注）1975，1985，1995年は四訂食品成分表，2005年は五訂増補食品成分表，2015年は食品成分表2010，2019年は食品成分表2015で算出

＊レチノール当量（μgRE）

平均でみると，日本人の栄養はほぼ満たされているといえるが，カルシウムや鉄の摂取不足は依然続いている。身体の状況をみると男性の約３人に１人（33.0%），女性の約５人に１人（22.3%）は肥満（BMI 25以上）であり，男女ともにわずかずつではあるが年々増えている。また，男性の3.9%，女性の11.5%は低体重（やせ，BMI 18.5以下）であり，20歳代女性では約５人に１人（20.7%）となっている。

男女ともこの10年間で有意な増減はみられず，個別にみると生活や食習慣にさまざまな問題点が浮かび上がることがうかがえる。

戦後の食料難の時代に食料の確保に始まり，食生活の改善指導から飽食の時代ともいわれる今日に至っては，集団に対する指導から**個人の状況に応じたこまやかな指導**が必要になってきている。エネルギーの適正摂取，適正体重の維持を基本として，対象者の実態やそのニーズに対応して個々人への栄養指導が行われることが望ましいといえる。

（３）生活習慣等の状況（平成30年国民健康・栄養調査結果）

１）食生活の状況

20歳以上１人１日当たりの食品群別摂取量をみると野菜類の摂取量が280.5 gであり，350 gに達しておらず，摂取不足の状況である。男女別では，男性では20～29歳代で233.0 g，女性では20～29歳代で212.1 gの摂取にとどまっている。

２）運動習慣の状況

運動習慣のある者の割合は，男性で 33.4%，女性で 25.1%である。この 10 年間でみると男性では有意な増減はなく，女性では運動習慣のある者の割合が有意に減少している。年齢階級別では，男性では40歳代，女性では30歳代で最も低く，それぞれ18.5%，9.4%である。

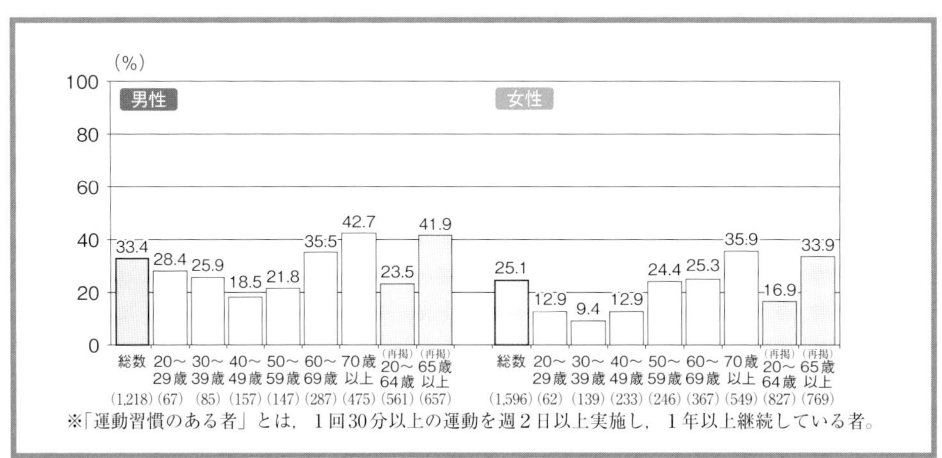

図2－4　運動習慣のある者の割合（20歳以上，性・年齢階級別）

出典）令和元年国民健康・栄養調査結果の概要

3）糖尿病に関する状況

糖尿病が強く疑われる者の割合は男性19.7%，女性10.8%であり，この10年間でみると，男女とも有意な増減はみられない。糖尿病が強く疑われる者は，身体状況調査票の問診において「これまでに医療機関や健診で糖尿病といわれたことの有無」，「現在，糖尿病治療の有無」および「現在の状況」が有効回答である者のうち，ヘモグロビンA1c（NGSP）値が6.5%以上（2011年まではヘモグロビンA1c（JDS）値が6.1%以上）または「糖尿病治療の有無」に「有」と回答した者としている。

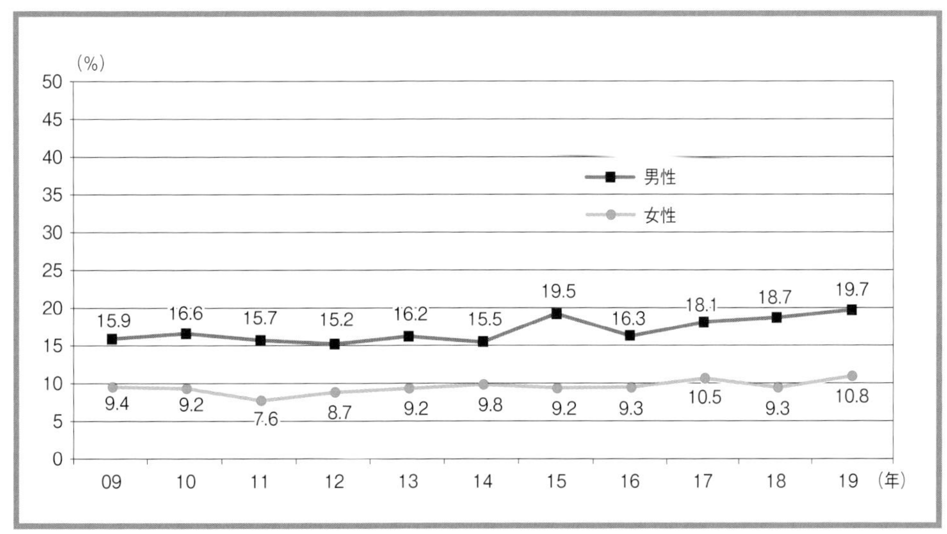

図2－5　糖尿病が強く疑われる者の割合の年次推移（20歳以上）

出典）令和元年国民健康・栄養調査結果の概要

4）睡眠の状況

1日の平均睡眠時間は6時間以上7時間未満の割合が最も高く，男性32.7%，女性36.2%である。6時間未満の者の割合は，男性37.5%，女性40.6%であり，性・年齢階級別にみると男性の30～50歳代，女性の40～60歳代では4割を超えている。

5）飲酒の状況

生活習慣病のリスクを高める量（1日当たりの純アルコール摂取量が男性40g以上，女性20g以上）の飲酒者の割合は，男性14.9%，女性9.1%である。2010（平成22）年からの推移をみると，男性は有意な増減がなく，女性では有意に増加している。

6）喫煙の状況

現在習慣的に喫煙している者の割合は16.7%で，男女別では男性27.1%，女性7.6%である。この10年間でみると，いずれも有意に減少している。年齢階級別にみると，30～60歳代男性で割合が高く，3割を超えている。

7）歯・口腔の健康に関する状況

自分の歯を20歯以上有すると回答した者の割合は75.0%である。2009（平成21）年，2013（平成25）年，2015（平成27）年，2017（平成29）年，2019（令和元）年の推移をみると，有意に増加している。

4.2　健康増進と栄養指導

（1）日本人の食事摂取基準

ほぼ5年ごとに改定され，厚生労働省から発表されてきた栄養所要量が2004（平成16）年，「食事摂取基準（2005年版）」として発表された。栄養所要量では欠乏からの回避を指導の目的としてきたが，この考えでは現実の栄養問題に対処することが困難となり，その解決のために食事摂取基準という考え方が導入された。健康な個人または集団を対象とし，健康増進と生活習慣病予防を目的としており，栄養指導，給食計画などの基本として幅広く活用されてきた。

5年後の2009（平成21）年5月には2010年版が，2014（平成26）年には2015年版が公表された。2019（令和元）年12月には「日本人の食事摂取基準」策定検討会の報告書が取りまとめられ，公表された。2020（令和2）年度から使用する新たな基準（2020年版）は，この報告書を踏まえ，2020年3月に告示された。

2020年版の改定の概要は，「誰もがより長く元気に活躍できる社会を目指し，高齢者のフレイル予防のほか，若いうちからの生活習慣病予防に対応」が掲げられ，①活力ある健康長寿社会の実現に向けて，② EBPM（Evidence Based Policy Making：根拠に基づく政策立案）の更なる推進に向けて，がポイントとしてあげられている。

（2）食事バランスガイド

望ましい食生活についてのメッセージを示した「食生活指針」（文部省，厚生省，農林水産省，2000年）を具体的な行動に結びつけるものとして，食事の望ましい組み合わせとおおよその量をコマのイラストで表したもので，2005（平成17）年6月に策定された（図2－6）。詳細は第7章p.79～82を参照。

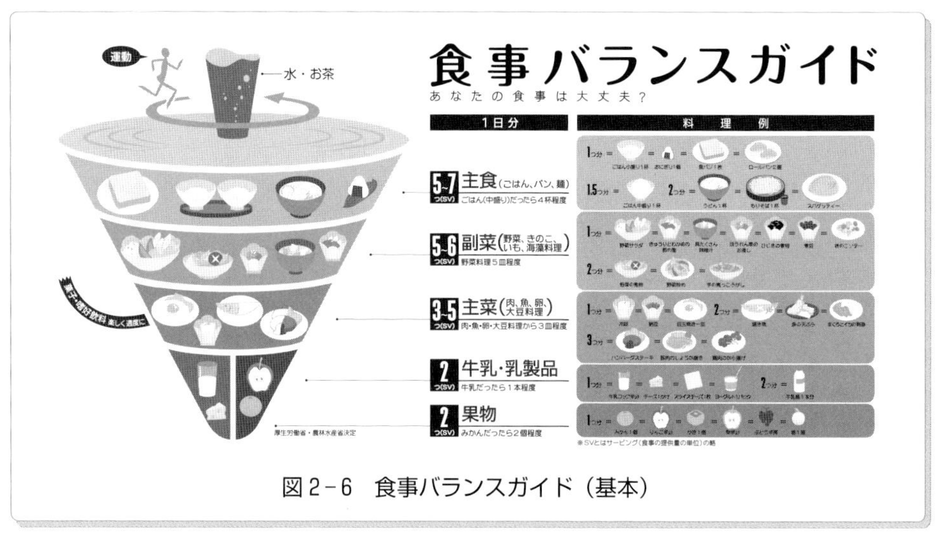

図2－6　食事バランスガイド（基本）

（3）健康づくりのための運動指針 2006　エクササイズガイド 2006

2006（平成18）年7月，厚生労働省により「健康づくりのための運動所要量」を見直して，生活習慣病を予防するための身体活動量と運動量・体力（最大酸素摂取量）の基準値を示した「健康づくりのための運動基準2006」が作成された。この運動基準に基づき，安全で有効な運動を広く国民に普及することを目的として「健康づくりのための運動指針2006」が策定された。この指針では継続して運動することが重要であるとし，無理をせず日常生活の中で活動量を増やしていくことを推奨している。

現在の身体活動量や体力の評価と，それを踏まえた目標設定の方法，個人の身体特性および状況に応じた運動内容の選択，それらを達成するための方法を具体的に示したところに特徴がある。

目標を**週23エクササイズの活発な身体活動**，そのうち**4エクササイズは活発な運動**としている。実践の方法として，①現在の身体活動量の評価，②現在の体力の評価，③身体活動量の目標設定，④実践という流れが示されている。

運動を通じた健康づくりを進めるために適切な運動指導を行える人材として，財団法人健康・体力づくり事業財団が，健康運動指導士（1988年～），健康運動実践指導者（1989年～）の養成を行っている。2020（令和2）年現在の登録者数はそれぞれ1万8,332人（3月現在），1万9,763人（1月現在）である。

アクティブガイド
―健康づくりのための身体活動指針―
ココカラ +10分 プラス・テン
ココカラ プラス・テン
筋トレ
ウォーキング
そうじ
通勤
買い物
+10で健康寿命※1をのばしましょう!
ふだんから元気にからだを動かすことで，
糖尿病，心臓病，脳卒中，がん，ロコモ※2，うつ，
認知症などになるリスクを下げることができます。
例えば今より10分多く，
毎日からだを動かしてみませんか。
※1「健康寿命」とは?
健康日本21（第二次）では「健康上の問題で日常生活が制限されることなく生活できる期間」としています。
※2ロコモ=「ロコモティブシンドローム」とは?
骨や関節の病気，筋力の低下，バランス能力の低下によって転倒・骨折しやすくなることで自立した生活ができなくなり介護が必要となる危険性が高い状態を指しています。
ひと，くらし，みらいのために
厚生労働省
Ministry of Health, Labour and Welfare

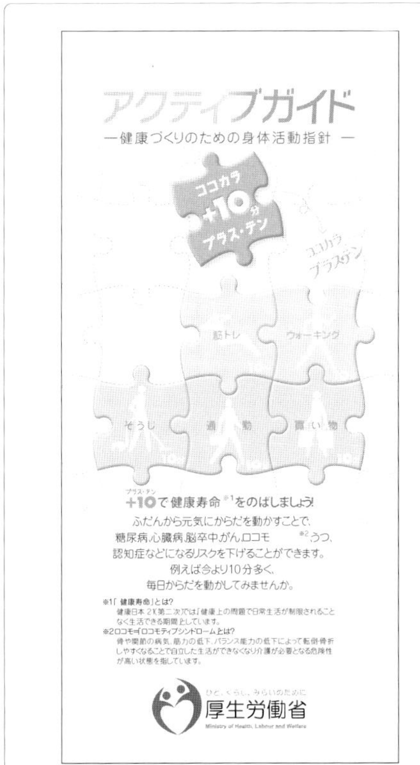

図2－7　アクティブガイドリーフレット（表紙）

（4）健康づくりのための身体活動基準 2013

2013（平成25）年3月に厚生労働省は，新たな運動指針と運動基準となる**「健康づくりのための身体活動指針（アクティブガイド）」**と**「健康づくりのための身体活動基準2013」**を発表した。これは，2013（平成25）年からの健康日本21（第2次）を推進するため，2006（平成18）年に策定された「健康づくりのための運動基準2006」を科学的知見に基づき改定したものである。ライフステージに応じた健康づくりのための身体活動を推進することで，健康日本21（第2次）の推進に資するように子どもから高齢者までの基準を設定し，生活習慣病患者等における身体活動のあり方についても言及している。

「**プラス・テン**（今より10分多くからだ

を動かしましょう)」で健康寿命をのばそうと呼びかけ，運動時間の目標を16～64歳は1日60分，65歳以上は1日40分としている（図2－7)。さらに，骨や関節，筋肉が衰えて要介護や寝たきり状態につながる「ロコモティブシンドローム」防止に生かそうとしている。

詳細な解説については，第7章p.91～92，抜粋したものは巻末資料p.156～159を参照。

(5) 休養指針

厚生労働省（当時・厚生省）は，1994（平成6）年に「健康づくりのための休養指針」(巻末p.155付表5参照）を示した。さらに，2003（平成15）年には健康づくりのための睡眠指針検討会により，快適な睡眠のための7箇条を示した「健康づくりのための睡眠指針」も作成された。その後11年を経て，2014（平成26）年に改定され，12箇条を示した新たな指針が発表された（巻末p.154付表4参照)。

内容については，第7章p.92～93を参照。

(6) 喫煙防止指導

2019（令和元）年国民健康・栄養調査によると，現在習慣的に喫煙している者の割合は16.7%，男女別にみると男性27.1%，女性7.6%である。この10年間でみると，いずれも有意に減少している。現在習慣的に喫煙している者のうち，たばこをやめたいと思っている者の割合は26.1%，男女別にみると男性24.6%，女性30.9%である。

厚生労働省（当時・厚生省）では1998（平成10）年2月から21世紀のたばこ対策検討会を開催し，たばこの危険性の評価と管理の観点からのたばこ対策を検討している。さらに「健康日本21（第2次)」ではたばこを重点課題の一つとして取り上げ，以下に示す具体的な目標を掲げてたばこ対策を展開している。

① 成人の喫煙率の減少（喫煙をやめたい人がやめる）
② 未成年者の喫煙をなくす
③ 妊娠中の喫煙をなくす
④ 受動喫煙の機会を有する者の割合の低下

妊産婦の喫煙は早産，流産，胎児の発育異常などの危険性を高めることが明らかになっており，胎児への影響を防ぐためにも積極的に禁煙支援に取り組む必要がある。

(7) 食生活指針

1) 食生活指針の普及・定着

食生活指針は2000（平成12）年3月に，文部省，厚生省（当時）および農林水産省が連携して策定された。策定から16年が経過し，その間に食育基本法が制定され,「健康日本21（第2次)」が開始し，食育基本法に基づく第3次食育推進基本計画などが作成された。食生活に関するこれらの幅広い分野での動きを踏まえて，2016（平成

28）年6月に食生活指針が一部改正された（p.78 表7－2参照）。一人ひとりが食生活改善を自覚し，適正な食生活を営み，ひいては健康の維持増進を図るため，積極的に活用させたい。

2）食生活指針の発展

これら食生活指針の推進については，閣議決定に基づき食生活改善分野，教育分野，食品産業分野，農林漁業分野の取り組みや国民的運動の展開等を行ってきたが，必ずしも十分に国民に認知され，実践されているとは言い難い状況にある。そこで，消費者によりわかりやすく，「望ましい食料消費の姿」を実践につなげる観点から，アメリカの「マイプレート」（第12章p.143～144参照）をはじめ，諸外国で示しているようなイラストを使ったわかりやすい**日本版フードガイド**を策定し普及を図る必要が提案された。また，食の外部化・簡便化がより一層進むことが見込まれる中で，特に食品産業分野の取り組みが重要であることから，食生活指針の定着・普及のために「**食事バランスガイド**」が策定された（第7章p.79～82参照）。

飲食店への働きかけが行われ，健康に配慮した食事・ヘルシーメニューの提供や栄養成分が表示されるなど，スーパーマーケット，コンビニエンスストア，飲食店の食品産業において「食事バランスガイド」の活用が進められている。

（8）生活習慣病予防（健康づくり）

生活習慣病は今や，健康長寿の最大の阻害要因であり，国民医療費にも大きな影響を与えている。その多くは，不健全な生活の積み重ねによって内臓脂肪型肥満となり，これが原因となって引き起こされるものであるが，これは個人が日常生活の中での適度な運動やバランスのとれた食生活，禁煙を実践することによって予防可能である。

① 運動施策の推進：健康づくりのための身体活動指針（アクティブガイド）
② 栄養・食育対策の推進：食事バランスガイド
③ たばこ対策：禁煙支援マニュアル

生活習慣病は日常生活のあり方と深く関連しており，国民の健康の保持・増進を図るためには運動習慣の定着や食生活の改善といった**健康的な生活習慣の確立**が重要である。このため厚生労働省は毎年9月を健康増進普及月間と定め，2014（平成26）年は「1に運動　2に食事　しっかり禁煙　最後にクスリ～健康寿命の延伸～」を統一標語に掲げ，都道府県，政令市，特別区および市町村はそれぞれの地域の職域の実情に即し，創意工夫をこらした効果的な普及・啓発を図った。

5. 栄養指導の展望

5.1 高齢社会と栄養指導

「国民の健康寿命が延伸する社会」に向けた予防・健康管理に関する取り組みを推進するため2013（平成25）年6月に「日本再興戦略」が決定し，健康づくりを総合的に推し進めることを目ざして厚生労働省に健康づくり推進本部が設置された。

その趣旨として，① 高齢者への介護予防等の推進，② 現役世代からの健康づくり対策の推進，③ 医療資源の有効活用に向けた取組の推進があげられており，これらの取り組みを推進することにより，医療費・介護費を減らすことを目標にしている。

2014（平成26）年には—未来への挑戦—，2015年には—未来への投資・生産性革命—，2016年には—第４次産業革命に向けて—との副題をつけた改訂版が発表されている。

5.2　健康志向と栄養指導—生活習慣病発症予防と重症化予防

健康日本21（第２次）では，高齢化の進展や糖尿病等有病者数の増加等を踏まえ，主要な生活習慣病の発症予防と重症化予防の徹底を図り，社会生活を営むために必要な機能の維持および向上を図ること等が基本的方向として掲げられている。このようなことから，日本人の食事摂取基準（2020年版）では，栄養に関連した身体・代謝機能の低下の回避の観点から，健康の保持・増進，生活習慣病の発症予防および重症化予防に加え，高齢者の低栄養予防やフレイル予防も視野に入れて策定が行われた（詳細は第７章 p.74～77参照）。

文　献

●参考文献

- 栄養関係法規集編集委員会：『栄養関係法規集　第10版』，建帛社（2019）
- 鈴木猛夫：『「アメリカ小麦戦略」と日本人の食生活』，藤原書店（2007）
- 茂木専枝・宇和川小百合ほか：『栄養教育論－栄養の指導－』，学建書院（2002）
- 厚生労働統計協会：『国民衛生の動向2019/2020・厚生の指標　増刊Vol. 66　No. 9』，厚生労働統計協会（2019）
- 城田知子・大里進子ほか：『イラスト栄養指導論』，東京教学社（2000）
- 石渡和子・五十嵐桂葉ほか：『健康・栄養・食生活教育シリーズ　新訂栄養指導論』，中央法規出版（2001）
- 岸田典子・菅　淑江：『ウエルネス栄養教育・栄養指導論　第４版』，医歯薬出版（2007）
- 中原澄男・瓦家千代子：『Nブックス　栄養教育・指導論』，建帛社（2005）
- 文部科学省：『食に関する指導参考資料』，東山書房（2007）
- 厚生労働省：『日本人の食事摂取基準（2020年版）』（2019）
- 厚生労働省健康局：『運動基準・運動指針の改定に関する検討会 報告書』（2013）
- 女子栄養大学：『香川綾物語』
- 学校給食研究改善協会：協会案内・設立の趣意
- 厚生省：21世紀の栄養・食生活のあり方検討会報告書（1997）

第 3 章

栄養指導と関係法規

栄養指導に関係する法律の多くは，日本国憲法第25条の生存権を最高法規として制定され，上位法の条文内容を下位法で具体化し，体系化されている。

日本国憲法　第２５条　すべて国民は，健康で文化的な最低限度の生活を営む権利を有する。
第２項　国は，すべての生活部面について，社会福祉，社会保障及び公衆衛生の向上及び増進に努めなければならない。
→法律・・・栄養士法，健康増進法など国会で決議される。
→政令・・・栄養士施行令，健康増進法施行令など内閣が制定するもの。
→省令・・・栄養士法施行規則，健康増進法施行規則など，担当省庁（大臣）で定めるもの。

1．栄養士制度と法律

1.1　栄養士法（所管・厚生労働省）

栄養士法は，栄養士の身分などの制度を規定する法律であり，1947（昭和22）年に制定され，1962年（昭和37）年には，管理栄養士制度が創設された。その後，2000（平成12）年には，管理栄養士が登録制から免許制になるなど，現行の形に法改正された（施行は2002年）。栄養士法の前身は1945（昭和20）年制定の栄養士規則である。

栄養士法に規定されている主な内容は，栄養士・管理栄養士の定義（第１条），栄養士・管理栄養士の免許取得方法（第２条），管理栄養士国家試験（第５条の２・３），主治医の指導（第５条の５），名称の使用制限（第６条）である。

（1）栄養士・管理栄養士の定義，職務

栄養士の定義を「都道府県知事の免許を受けて，栄養士の名称を用いて栄養の指導に従事することを業とする者をいう」と規定している。管理栄養士の定義は，「厚生労働大臣の免許を受けて，管理栄養士の名称を用いて」次の業務を行うものとしている。

① 傷病者に対する療養のために必要な栄養の指導。
② 個人の身体の状況，栄養状態等に応じた高度の専門知識および技術を要する健康の保持・増進のための栄養の指導。
③ 利用者の身体の状況，栄養状態，利用の状況等に応じた特別の配慮を必要とす

る給食管理。

④ ③の施設に対する栄養改善上必要な指導。

さらに，管理栄養士が傷病者に対して療養のための栄養指導を行う場合には，主治医の指導を受けなければならないこと，名称の使用制限（名称独占）として，栄養士・管理栄養士でなければ，これに類似する名称を用いて上記の栄養指導業務を行ってはならないことも規定している。

なお，「栄養の指導」と「栄養指導」を理解するために，日本栄養士会の見解図を示す（図３－１）。

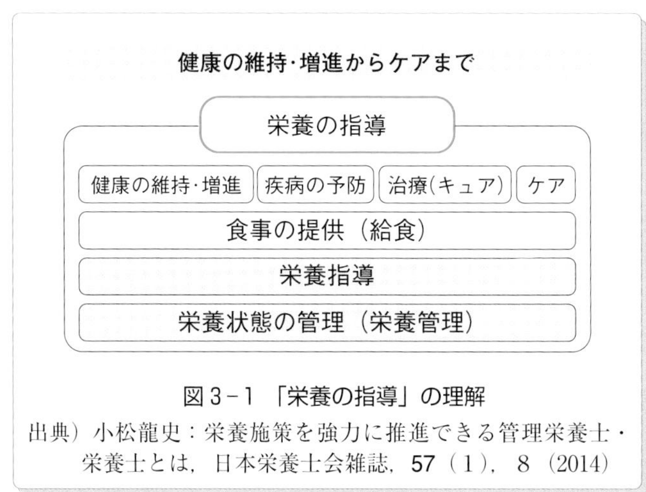

図３－１「栄養の指導」の理解

出典）小松龍史：栄養施策を強力に推進できる管理栄養士・栄養士とは，日本栄養士会雑誌，57（1），8（2014）

（2）免許取得方法，管理栄養士国家試験の実施

免許取得について，「栄養士の免許は，厚生労働大臣の指定した栄養士の養成施設において２年以上栄養士として必要な知識及び技能を修得した者に対して，都道府県知事が与える」，「管理栄養士の免許は，管理栄養士国家試験に合格したものに対して，厚生労働大臣が与える」としている。管理栄養士国家試験は年１回実施され，受験資格は養成施設の修業年限によって図３－２のようになっている。

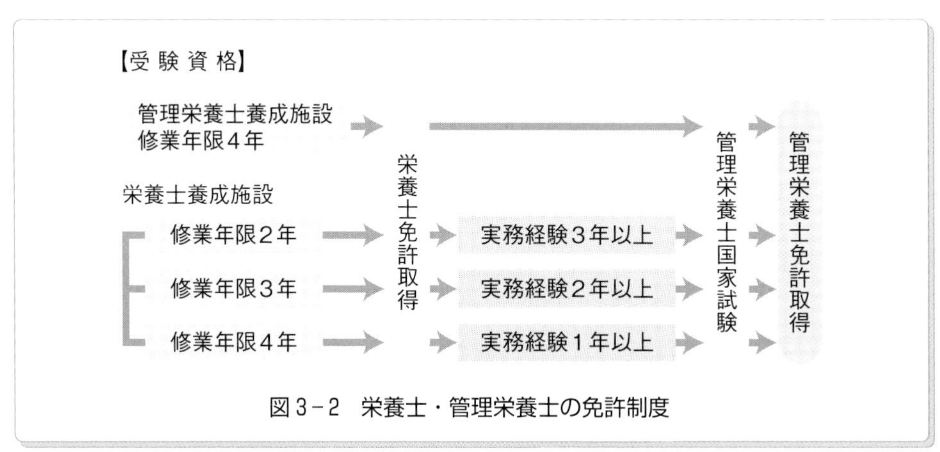

図３－２　栄養士・管理栄養士の免許制度

（3）栄養士法施行令，栄養士法施行規則

栄養士法施行令は，免許の申請方法，名簿の登録事項，名簿の訂正，養成施設の指定などを規定している。栄養士免許は住所地の都道府県に申請すること，本籍地や氏名に変更があった場合には免許を申請した都道府県知事に訂正の申請をすること等が定められている。栄養士法施行規則には，管理栄養士国家試験の科目（図3－3），養成施設の指定のための教育内容・設備・教員数などの基準，必要な科目や単位数，履修方法（表3－1）などが規定されている。

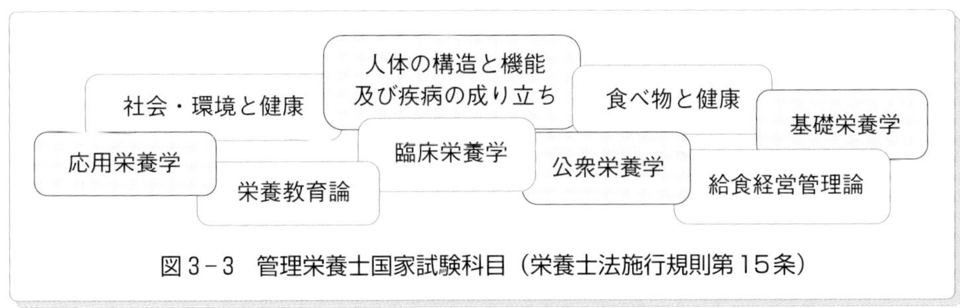

図3－3　管理栄養士国家試験科目（栄養士法施行規則第15条）

表3－1　栄養士養成カリキュラム

教育内容	単位数		教育目標
	講義または演習	実験または実習	
社会生活と健康	4	4	［目標］社会や環境と健康との関係を理解するとともに，保健・医療・福祉・介護システムの概要について修得する。 公衆衛生学，社会福祉概論も含むものとする。
人体の構造と機能	8		［目標］人体の仕組みについて構造や機能を理解し，食事，運動，休養などの基本的生活活動や環境変化に対する人体の適応について修得する。 解剖学，生理学，生化学を含むものとする。
食品と衛生	6		［目標］食品の各種成分の栄養特性について理解するとともに，食品の安全性の重要性を認識し，衛生管理の方法について修得する。 食品学（食品加工学を含む），食品衛生学を含むものとする。
栄養と健康	8	10	［目標］栄養とは何か，その意義と栄養素の代謝及び生理的意義を理解するとともに，性，年齢，生活・健康状態等における栄養生理的特徴及び各種疾患における基本的な食事療法について修得する。 栄養学，臨床栄養学概論を含むものとする。
栄養の指導	6		［目標］個人，集団及び地域レベルでの栄養指導の基本的役割や栄養に関する各種統計について理解する。また基本的な栄養指導の方法について修得する。 栄養指導論，公衆栄養学概論を含むものとする。
給食の運営	4		［目標］給食業務を行うために必要な，食事の計画や調理を含めた給食サービス提供に関する技術を修得する。 調理学，給食計画論，給食実務論を含むものとする。また，校外実習1単位以上を含むものとする。
小　計	36	14	
合　計	50		

出典）厚生労働省通知：「栄養士法施行令の一部を改正する政令の施行について」（平成13年9月21日健発935号）

1.2　栄養士養成の現状

栄養士養成の現状ならびに職域を表３－２，表３－３に示す。

表 3 - 2　栄養士免許交付数および管理栄養士名簿登録数の推移

	栄養士免許交付数		管理栄養士名簿登録数	
	総数（累計）	免許交付数	総数（累計）	免許交付数
1947～1958年	7,070	…	…	…
1955年	17,937	3,822	…	…
1965年	94,705	10,029	1,671	420
1975年	245,051	17,509	9,879	1,566
1985年	433,378	19,259	28,097	2,047
1995年	639,578	22,110	71,733	5,250
2005年	854,290	18,873	122,807	7,637
2015年	1,041,605	18,600	205,267	10,822
2017年	1,079,322	18,551	224,077	10,351
2018年	1,097,359	18,037	234,196	10,119
2019年	1,114,690	17,331	244,487	10,291
2020年	1,132,211	17,521	254,223	9,736

出典）厚生労働省：「衛生行政報告例」（旧 厚生省報告例）
厚生労働省：「全国健康関係主管課長会議資料」

表 3 - 3　給食施設の種別管理栄養士・栄養士数（2020年度末現在）

施設区分	総数			管理栄養士のみいる施設		管理栄養士・栄養士どちらもいる施設			栄養士のみいる施設		管理栄養士・栄養士どちらもいない施設
	施設数	管理栄養士数	栄養士数	施設数	管理栄養士数	施設数	管理栄養士数	栄養士数	施設数	栄養士数	
総数	94,012	70,340	63,980	21,558	30,635	18,641	39,705	33,162	23,487	30,818	30,326
学校	17,387	9,097	7,592	6,079	6,690	1,487	2,407	2,844	4,125	4,748	5,696
病院	8,175	28,373	13,379	2,479	7,022	5,562	21,351	13,294	62	85	72
介護老人保健施設	3,790	5,668	3,653	1,380	2,213	2,227	3,455	3,472	132	181	51
介護医療院	251	391	198	97	162	111	229	183	10	15	33
老人福祉施設	13,963	12,167	9,683	4,366	6,028	4,480	6,139	6,461	2,511	3,222	2,606
児童福祉施設	29,357	7,925	21,133	3,611	4,283	3,002	3,642	4,283	11,921	16,850	10,823
社会福祉施設	4,233	2,149	2,624	1,048	1,286	662	863	909	1,375	1,715	1,148
事業所	8,418	2,063	2,127	1,197	1,405	458	658	639	1,321	1,488	5,442
寄宿舎	1,743	313	426	218	248	51	65	60	303	366	1,171
矯正施設	146	61	17	46	47	12	14	15	2	2	86
自衛隊	251	193	75	163	170	21	23	30	43	45	24
一般給食センター	360	305	524	39	60	129	245	353	104	171	88
その他	5,938	1,635	2,549	835	1,021	439	614	619	1,578	1,930	3,086

出典）厚生労働省：令和元年度衛生行政報告例より改変

1.3　諸外国の栄養士制度

日本の栄養士制度の養成に関する課題として，無試験による栄養士免許付与，諸外国に比べて校外実習の時間数が少ないなどの問題が指摘されている。表３－４に諸外国の栄養士制度を示す。

表３－４　各国栄養士の養成課程の比較および栄養士数

	日本（管理栄養士）	アメリカ	カナダ	オーストラリア	イギリス	フランス	ドイツ
養成課程の年数	4年間*2	4年間（大学院でも取得可）				2年間（BTSおよびDUT）	3年間
必須単位	学士以外	学士（大学院でも取得可）				学士以外	
臨地・校外実習の時間数*1	4週間程度（最低4単位*2）最低180時間	約24～96週間 最低1,200時間*3	約40週間 約1,600時間	最低20週間 約800時間	28週間 約1,040時間	BTS：20週間 DUT：15週間 約1,015-1,305時間	約39週間 1,400時間
人口10万人対の栄養士数	56人	16～20人	21～25人	16～20人	6～10人	6～10人	—

BTS：中級技術者養成課程食事療法学，DUT：技術短期大学部生物工学食事療法学選択課程
*1必須時間数または各種調査データ等からの概算値。*2栄養士法施行規則（昭和23年1月16日厚生省令第２号，最終改正：平成19年12月25日厚生労働省令第152号）。*32009年３月より900時間から引き上げ，調査時（2010年３月）は移行期間。
出典）笠岡（坪山）宜代ほか：「諸外国における栄養士養成のための臨地・校外実習の現状に関する調査研究」日本栄養士会，日本栄養士会雑誌，**54**（８），19（2011）より改変

2．栄養指導にかかわる法律

2.1　健康増進法（所管・厚生労働省）

栄養指導にかかわる法律で重要なものは，2002（平成14）年に制定された健康増進法である。健康増進法の前身は，栄養状態の改善が国民の課題であった時代に定められた栄養改善法である。2000年から展開されていた「健康日本21」の根拠法として，栄養・食生活だけにとどまらず，受動喫煙防止などの健康増進に必要な事項を規定している。

（1）目　　的

国民の健康増進の基本事項を定め，栄養改善・健康増進を図るための措置を講じ，国民保健の向上を図ることが目的である。

（2）基本方針，都道府県健康増進計画等

厚生労働大臣は，「国民の健康増進を図るために，国民の健康の増進の推進に関する基本的な方針（基本方針）」を定めるように規定されている。「基本方針」に具体的な目標を定めて計画したものが「健康日本21」である。

また，国の基本方針を参考にして都道府県は都道府県健康増進計画を定め（義務規定），市町村は基本方針と都道府県健康増進計画を参考にして市町村健康増進計画を定めるよう規定（努力規定）されている。市町村における健康増進計画の策定状況は90％以上である（2020年現在）。

（3）国民健康・栄養調査等

1）国民健康・栄養調査

国民健康・栄養調査は，国民の健康増進の総合的推進を図るための基礎資料を得るために行われている（法第10条）。調査地区を定めるのは厚生労働大臣であるが，実際の業務は国立研究開発法人国立健康・栄養研究所，都道府県（保健所）が行っている。国民健康・栄養調査の詳細は，健康増進法および健康増進法施行規則に定められている（表3－5）。調査の詳細については，第4章p.42～44を参照。

2）食事摂取基準

食事摂取基準は，国民健康・栄養調査や研究の結果などを踏まえ，従来より5年ごとに策定されているが，法的な位置づけとして，厚生労働大臣が定めることを2009（平成21）年に健康増進法に規定した（第16条第2項）。

（4）市町村ならびに都道府県による保健指導等の実施

栄養指導・保健指導などの実施に関して，市町村と都道府県における業務分担と担当者が示され，市町村は一般的な指導を，都道府県は専門的な指導を担当することが規定されている（表3－6）。

表3－5　国民健康・栄養調査

	健康増進法での規定事項	健康増進施行規則での規定事項
調査事項	身体状況調査	身長，体重，血圧，その他身体状況
	栄養摂取状況調査	世帯及び世帯員ごとの食事の状況，食事の料理名ならびに食品の名称およびその摂取量，その他栄養摂取
	生活習慣調査	食習慣，運動習慣，休養習慣，喫煙習慣，飲酒習慣，歯の健康保持習慣，その他生活習慣状況
調査世帯	厚生労働大臣が調査地区を定め，都道府県知事が調査世帯を指定する。指定された世帯は調査に協力しなければならない。	選定方法は無作為抽出法による。
調査員	国民健康・栄養調査員を置く	毎年，都道府県知事が医師，管理栄養士，保健師その他の者から，任命する。

注）本法に規定されていないが，調査世帯は国民生活基礎調査世帯の中から無作為に抽出されている。国民生活基礎調査は，厚生労働省の各種調査の調査客体を抽出するための親標本を設定するという役割がある。

表３－６　市町村および都道府県の栄養指導関連業務

市町村	内容：住民の栄養改善や生活習慣改善に関する相談および栄養指導や保健指導 担当：医師，歯科医師，薬剤師，助産師，看護師，准看護師，管理栄養士，栄養士，歯科衛生士
都道府県，保健所を設置する市および特別区	内容：① 住民の栄養指導のうち，特に専門的な知識および技術を必要とするもの ② 特定給食施設での栄養管理に対する助言・指導 ③ 市町村間の連絡調整，市町村に対する協力・援助 担当：上記の業務は，栄養指導員として都道府県知事より任命された医師または管理栄養士が担当する

（５）特定給食施設における給食管理

特定給食施設の定義は，「特定かつ多数の者に対して継続的に１回100食以上又は１日250食以上食事を供給する施設」とされているが，健康増進法と健康増進法施行規則の双方の条文によるものである。

そのほか，特定給食施設での栄養士・管理栄養士の配置規定，栄養管理について定めている（表３－７）。

（６）受動喫煙の防止

学校・体育館・病院・劇場・集会場・百貨店・事務所・官公庁施設・飲食店などの多人数が利用する施設では，受動喫煙防止に努めなければならない。これは副流煙から健康を守るための環境整備として施設管理者に対する規定である。健康増進法制定当時は目新しく話題となったが，近年では当然の健康施策として受け入れられ，2018（平成30）年の法改正により努力義務から義務化され，罰則が科されるようになった。具体的には，① 室内は原則禁煙，② 20歳未満は喫煙エリアへの立ち入り禁止，③ 事業内容・経営規模を配慮し，各種喫煙室の設置を認める，④ 喫煙室のある店舗・施設には指定標識の掲示を義務化，⑤ 違反者には最大30万円の過料の５つである。

（７）特別用途表示

１）特別用途食品ほか

特別用途食品とは，乳児用，幼児用，妊産婦用，病者用その他内閣府令に定める特別の用途（授乳婦用，嚥下困難者用，特定保健用食品）に用いるものをいう。これらを販売する場合には，内閣総理大臣の許可を受けなければならないことや，表示の際には内閣府令で定められた事項を守らなければならないこと，さらに，健康効果に関しての誇大広告の禁止などについて定められている。なお，栄養表示基準条項は2015（平成27）年４月より健康増進法から食品表示法に移行された（p.35～36参照）。

表3-7　特定給食施設の定義，栄養士・管理栄養士の配置規定，栄養管理

	健康増進法での規定事項	健康増進施行規則での規定事項
特定給食施設の定義	特定かつ多数の者に対して継続的に食事を供給する施設のうち栄養管理が必要なものとして厚生労働省令で定めるもの（法第20条）	継続的に1回100食以上又は1日250食以上食事を供給する施設（規則第5条）
栄養士・管理栄養士の配置規定	特別の栄養管理が必要な給食施設では管理栄養士を置かなければならない（必置義務）（法第21条）	左記の管理栄養士の必置義務のある給食施設（規則第7条） ① 医学的な管理を必要とし，1回300食以上または1日750食以上の食事を供給する特定給食施設*1 ② 上記①以外の管理栄養士による特別な栄養管理が必要で1回500食以上または1日1,500食以上の特定給食施設*2
	上記以外の特定給食施設では栄養士または管理栄養士を置くように努めなければならない（努力義務）（法第21条）	左記のうち1回300食または1日750食以上の食事を供給する場合は，栄養士のうち1名以上管理栄養士を配置するよう努めなければならない（努力義務）（規則第8条）
栄養管理	特定給食施設では，厚生労働省令に定める基準にしたがって適切な栄養管理を行わなければならない（法第21条）	栄養管理の基準（規則第9条） ① 利用者の身体状況，栄養状態，生活習慣などを定期的に把握し，熱量及び栄養素の量を満たす食事の提供及びその品質管理を行うとともに，これらの評価を行うよう努めること（第2項条文以下省略）

注）厚生労働省通知「健康増進法の施行について（特定給食施設関係）」（健習発第0430001号平成15年4月30日）によると，*1は病院，介護老人保健施設であり，*2では救護施設，更生施設，特別養護老人ホーム，乳児院，児童福祉施設，事業所，寄宿舎等がその施設例であるとしている。

2.2　学校給食法（所管・文部科学省）

学校給食法は，戦後，児童の栄養失調対策としてアメリカなどからのララ物資（第2章p.8参照）を受けて発展してきた学校給食を法制化するために，1954（昭和29）年に制定された。2008（平成20）年には，学校給食の普及・充実だけでなく食育の観点からも学校給食をとらえたものに法改正した（第11章p.134参照）。

（1）目　　的

学校給食は，児童・生徒の心身の健全な発達と，食に対する正しい理解と適切な判断力を養ううえで重要な役割を果たしていることから，学校給食と学校給食を活用した食に関する指導に必要な事項を定め，学校給食の普及・充実と食育の推進を図ることを目的としている。

表3－8　学校給食の目標（学校給食法第2条）

① 適切な栄養の摂取による健康の保持増進を図ること。
② 日常生活における食事について正しい理解を深め，健全な食生活を営むことができる判断力を培い，及び望ましい食習慣を養うこと。
③ 学校生活を豊かにし，明るい社交性及び協同の精神を養うこと。
④ 食生活が自然の恩恵の上に成り立つものであることについての理解を深め，生命及び自然を尊重する精神並びに環境の保全に寄与する態度を養うこと。
⑤ 食生活が食にかかわる人々の様々な活動に支えられていることについての理解を深め，勤労を重んずる態度を養うこと。
⑥ 我が国や各地域の優れた伝統的な食文化についての理解を深めること。
⑦ 食料の生産，流通及び消費について，正しい理解に導くこと。

（2）学校給食の目標

学校教育の目的を実現するために七つの目標を第2条に定めている（表3－8）。

（3）学校給食の定義

第2条の目標を達成するために，義務教育諸学校（学校教育法に規定されている学校）の児童または生徒を対象として実施する給食のことを学校給食という。

（4）学校給食の実施に関する基本的事項

学校給食の栄養管理を専門的に担当する職員（学校給食栄養管理者）は栄養教諭または学校給食の知識や経験のある栄養士でなければならない。また，実施にあたっては，文部科学大臣が定めた学校給食実施基準および学校給食衛生管理基準に応じるよう努める。文部科学省より告示される学校給食実施基準には，① 学校給食の実施対象，② 実施回数，③ 個別の健康への配慮，④ 献立作成時のエネルギー量や栄養素量の基準（学校給食摂取基準）が示されている。

（5）学校給食を活用した食に関する指導

栄養教諭は，児童・生徒が健全な食生活を自ら営むことができるよう，① 学校給食において摂取する食品と健康の保持増進との関連性についての指導，② 食に関して特別の配慮を必要とする個別指導，③ 学校給食を活用した食に関する実践的な指導を行うことが定められている。指導の際には地域の産物を活用し，食文化，食産業，自然環境の恵沢に対しての理解を図るよう努める。また，「食に関する指導の全体的な計画」の作成のために必要な措置は，校長が行うことを規定している。

2.3　母子保健法（所管・厚生労働省）

母子保健法（1965（昭和40）年制定）は，母親・乳児・幼児に対する保健指導，健康診査，医療などについて定めた法律である。

この法律では，市町村は，妊産婦指導，新生児訪問，未熟児訪問（必要に応じ），幼児健康診査，母子健康手帳の交付，養育医療の業務を実施するよう規定している。栄養士についての規定はないが，第14条で栄養支援に努めるように示されている。

2.4　労働安全衛生法（所管・厚生労働省）

労働安全衛生法（1972（昭和47）年制定）は，職場における労働者の安全と健康を確保し，快適な職場環境の形成を目的に定めた法律である。

法第7章には「健康の保持増進のための措置」に関する条項があり，事業者は労働者に対して健康診断の実施，健康診断後の必要者に対する保健指導を義務としている他，健康教育および健康相談の措置に努めなければならないと規定している。

労働安全衛生規則（厚生労働省令）では，給食実施においては食堂や炊事場の衛生基準を示し，栄養の確保や向上に努めるよう規定しているほか，1回100食以上，1日250食以上の特定給食施設での栄養士の配置を努力規定にしている。

3．その他関連の法律

3.1　食育基本法（所管・農林水産省）

食育基本法制定（2005（平成17）年）の背景には，国民の食生活をめぐる環境が大きく変化し，「食」を大切にする心の欠如，栄養の偏り，不規則な食事，肥満や生活習慣病の増加，過度のやせ志向などの問題に加え，食の海外への依存，伝統的な食文化の危機，食の安全等，さまざまな問題が生じてきたことがある。このため，「食」に関する知識と「食」を選択する力を習得し，健全な食生活を実践することができる人間を育てる食育を推進することが求められ制定された。

（1）目的，基本理念等

食育基本法の目的は，国民が健全な心身を培い，豊かな人間をはぐくむための食育の施策を総合的に推進することであり，そのための基本理念7項目を定めている。

【食育の基本理念】
①国民の心身の健康の増進と豊かな人間形成
②食に関する感謝の念と理解
③食育推進運動の展開
④子どもの食育における保護者，教育関係者等の役割
⑤食に関する体験活動と食育推進活動の実践
⑥伝統的な食文化，環境と調和した生産等への配意及び農山漁村の活性化と食料自給率の向上への貢献
⑦食品の安全性の確保等における食育の役割

表 3－9　食育推進の基本的施策（抜粋）

家庭における食育の推進（第19条）
・親子で参加する料理教室や食事についての望ましい習慣を学びながら食を楽しむ機会の提供 ・健康美に関する知識の啓発や適切な栄養管理に関する知識の普及及び情報提供 ・妊産婦に対する栄養指導 ・乳幼児などの子どもを対象とする発達段階に応じた栄養指導
学校，保育所等における食育の推進（第20条）
・食育に関する指導体制の整備（教職員配置など） ・地域の特色を生かした学校給食等の実施 ・体験活動（農場等での実習，食品の調理，食品廃棄物の再生利用等）による食への理解促進 ・過度の痩身または肥満が健康に及ぼす影響等についての知識の啓発や施策

（2）基本的施策

基本理念を実現するために基本的施策を７項目定めているが，このうち，栄養士業務に関連の深い，① 家庭，② 学校，保育所等における食育の推進について，条文に規定されている具体的な内容を示す（表３－９）。

（3）食育推進基本計画と食育推進会議（p.85 図７－９および p.86 表７－５参照）

国は食育推進会議を設置して食育推進基本計画を策定し，食育推進に関する施策についての基本的方針，目標，国民の自発的な取り組みなどを定めるよう規定しているほか，地方は都道府県および市町村食育推進計画の策定を努力するよう定められている。

現在，国は第４次食育推進基本計画（2021～2025年）（第７章 p.85～86参照）により施策が行われている。また，都道府県食育推進計画の策定率は100%，市町村食育推進計画では90%以上（2020年現在）と報告されている。

3.2　教育関連の法律（所管・文部科学省）

2006（平成18）年に，新しい時代に向けて教育基本法が1947（昭和22）年以来約60年ぶりに改正された。教育基本法では，教育の目的を，「人格の完成を目指し，（中略）心身ともに健康な国民の育成」（第１条）にあるとしている。この目的を実現するために，改正教育基本法では「教育の目標」についての条項を新設した。「幅広い知識と教養，真理を求める態度，豊かな情操と道徳心，健やかな身体」（第２条第１号）を教育の五つの目標のうちの一つとして規定している。

学校教育法は学校教育制度の根幹を定めている法律である（1947（昭和22）年公布）。義務教育の目標の中には，健康教育・食教育に関連する目標も定められている。

さらに栄養士関連の条文では，幼稚園，小学校，中学校，高等学校に「栄養教諭（中略）を置くことができる」（それぞれ第27条第２項，第37条第２項，第69条第２項，第60

条第２項）とし，その職務についても「栄養教諭は，児童の栄養の指導及び管理をつかさどる」（第37条第13項）と明記している。

3.3　保健，医療関連の法律（所管・厚生労働省）

地域保健法は，1947（昭和22）年に制定された保健所法を，地域住民の健康の保持・増進を目的として母子保健法などの地域保健に関する法律を推進するために，1994（平成６）年に名称とともに改正した法律である。地域保健法では，都道府県での保健所の設置・事業内容および職員配置，市町村での保健センターの設置，都道府県（保健所），市町村（保健センター）での保健業務の役割分担を規定している。栄養相談および一般的栄養指導と母子保健に関する事業は市町村が行い，保健所は難病などの専門的な指導のほか，地域保健に関する情報収集，調査，研究などを行う。このほか，地域保健法施行令では保健所に管理栄養士・栄養士を置くよう定めている。

1948（昭和23）年に制定された医療法は，病院，診療所，介護老人保健施設，介護医療院，調剤薬局での医療に関する体制を整え，国民の健康の保持を目的としている。

医療法施行規則では，100床以上の病院で栄養士が１名以上，特定機能病院では管理栄養士が１名以上必要であるとしている。また，給食を委託する場合の栄養士の配置体制も定めている。

3.4　高齢者関連の法律（所管・厚生労働省）

高齢者の医療・福祉関連の財源問題を背景に，医療から介護を分離した介護保険制度を規定した介護保険法が1997（平成９）年に制定，2000（平成12）年から施行された。介護が必要になったときのために40歳以上のすべての国民が加入する。介護保険法施行規則では，在宅介護における訪問栄養指導について，医師の指示のもとに管理栄養士が実施するよう規定している。

高齢者の医療の確保に関する法律（高齢者医療確保法）は，老人保健法（1982（昭和57）年制定）から2008（平成20）年４月に名称とともに全面改正された法律である。高齢者の医療費の増大により若い世代との公平化を図り，医療費の適正化にあたること

コラム　認知症施策推進総合戦略（新オレンジプラン）

2015（平成27）年１月27日，政府は，認知症の対策強化に向けた関係閣僚会合を開き，省庁横断の国家戦略「認知症施策推進総合戦略」（新オレンジプラン）を決定した。2025（令和７）年に認知症の高齢者が700万人前後に達すると見込まれることから，今や一般的な病気であるとして「よりよく生きていくための環境整備」を目ざす。

戦略は総合的な対策として七つの柱を掲げた。「適切な医療・介護の提供」では，発症間もない段階での発見と対応につなげるため，歯科医師や薬剤師らへの研修を新設。かかりつけ医や専門医，介護事業者が連携して本人らを支える新たな仕組みも2016（平成28）年度からの導入を目ざすものとした。

を目的に，40～74歳の特定健康診査や，75歳からの後期高齢者医療制度など年齢に応じた制度が創設された。特定健康診査後の特定保健指導では，「特定健康診査及び特定保健指導の実施に関する基準」（省令）により，「医師・保健師・管理栄養士が担当する」よう示されている。

3.5　障害者関連の法律（所管・厚生労働省）

障害者基本法は1970（昭和45）年に制定された心身障害者対策基本法が名称とともに改正された法律である。障害の有無にかかわらず，「人格と個性を尊重し合いながら共生する社会を実現する」（第1条）ために，「国及び地方公共団体は，障害者が（中略）医療，介護，保健，生活支援その他自立のための適切な支援を受けられるよう必要な施策を講じなければならない」（第14条第3項）と規定している。

障害者基本法の理念により具体的に必要な障害福祉サービスを規定した法律が「障害者の日常生活及び社会生活を総合的に支援するための法律（障害者総合支援法）」(2012（平成24）年成立，翌年施行）である。障害者自立支援法から名称変更とともに，障害者の範囲に難病が含まれるなどの改正がなされた。障害福祉サービスには，地域や施設での食事介護や相談事業も含まれており，給付についての詳細が定められている。障害者総合支援法は障害種別の関係なく共通した項目を規定している。

3.6　食品関連の法律（各法律の所管・省および消費者庁）

食品衛生法は，食品の安全性の確保のために，食品に関して必要な規制や措置を講じ，飲食に起因する衛生上の危害の発生防止を目的に1948（昭和23）年に制定された。厚生労働省が所管である。食品および食品添加物の基準，飲食店などの営業に関する

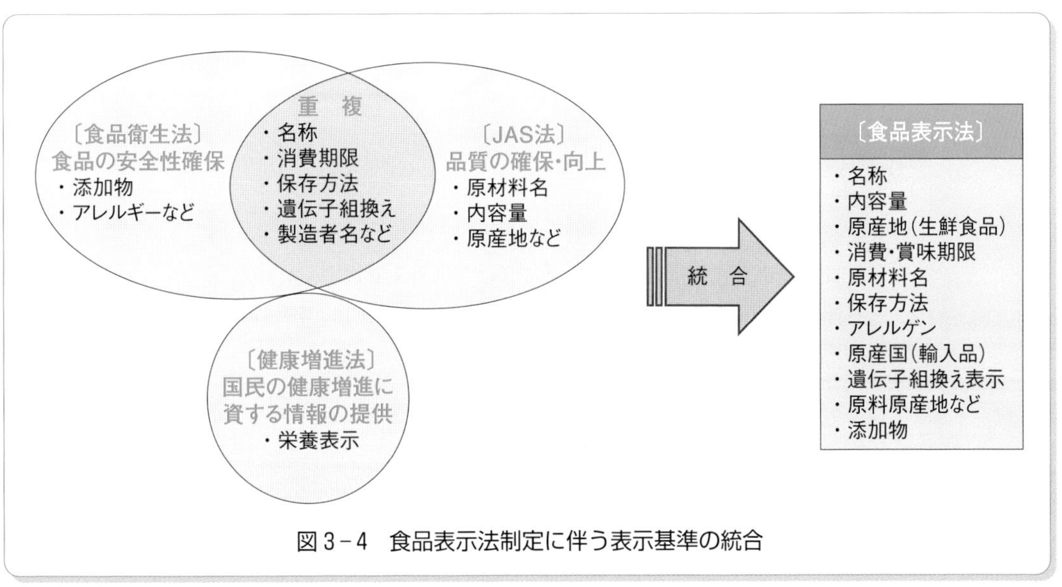

図3－4　食品表示法制定に伴う表示基準の統合

基準，食器・包装容器や乳児のおもちゃに関しての規制事項が定められている。

JAS法（正式名称・日本農林規格等に関する法律）は，食品の一定の品質を保証する「JAS規格制度」（JASマーク）に関する法律で，1950（昭和25）年に制定された。数次にわたる改正で3度の題名改正もあり，現在の正式名称は2017（平成29）年の改正による。農林水産省が所管である。

食品の表示は長年にわたって複数の法律（食品衛生法，JAS法，健康増進法）で規定されていたため，2009（平成21）年に消費者庁を設立し所管にあたっていたが，一元化した法律の必要性から，「食品表示法」が制定された（2013（平成25）年6月，2015（平成27）年4月施行）（図3－4）。これにより，任意制度となっていた栄養表示が義務化された。

文　献

●参考文献

・日本栄養士会雑誌，57（1）（2014）
・笠岡（坪山）宜代ほか：「諸外国における栄養士養成のための臨地・校外実習の現状に関する調査研究」，日本栄養士会雑誌，54（8），16～25（2011）
・内閣府：食育白書，各年版
・消費者庁：食品表示法説明資料（2013）
・井上浩一ほか：サクセス管理栄養士講座公衆栄養学，第一出版（2011）
・http://www.dietitian.or.jp/，日本栄養士会
・https://www.mhlw.go.jp/stf/seisakunitsuite/bunya/kenkou_iryou/kenkou/，厚生労働省

第4章

食生活・栄養に関する諸調査

1．調査の意義・目的

栄養指導の方法や内容は，対象者のニーズ，必要性，実行可能性を考慮して計画する。そのためには，事前に対象者のライフステージ，ライフスタイル，理解度および栄養指導の場に合わせた調査を実施し，調査結果を分析して個人または集団の実態を適切に把握しなければならない。正確に対象者アセスメントを行うためには，種々の調査の特徴や利点，欠点を十分に理解する必要がある。また，官公庁等による統計資料や研究機関のレポートなど，すでに実施されている調査結果を既存資料として栄養指導に活用することもある。このように栄養士にとって調査の実施および調査結果の評価を適切に行うことは栄養指導を進めるうえで必要不可欠なスキルである。

食生活・栄養に関する調査は，侵襲性を伴わないため安易に実施される可能性があるが，近年では個人情報保護への配慮，調査組織，調査目的等を含めて調査実施前に倫理審査を受ける必要性も出てきている。調査時には，対象者に調査目的や内容を説明したうえで同意を得るインフォームドコンセントが実施される。調査票には，調査目的，調査に協力する利点や不利益を説明し，協力拒否も可能であり，同意後も撤回できることなどを明記する。また，個人情報の保護に関しても，個人名を特定できないようID化して集計や情報処理をすること，情報漏洩を防ぐための措置，保管方法などを記載したうえで，同意が得られた場合に署名をもらい調査を実施する。

2．調査の種類と方法

2.1 食事調査の種類と特徴

食事調査のうち，栄養素やエネルギー（栄養素等摂取量）を把握するためには，食事記録法，**24時間思い出し法**，陰膳法，生体指標，**食物摂取頻度調査**などが用いられる。そのほか，食品群別摂取量，料理単位食事状況調査，食生活状況（間食・中食・外食の利用状況，食事時刻）などによって食事全般にわたって対象者の実際の状況をとらえることも適宜必要である（表4－1）。

ここでは，**食物摂取頻度調査**の例を図4－1に，6つの基礎食品を用いた食事調査の例を図4－2に示す。

2.2　食習慣調査（図4－3）

食に対する意識や考え，食知識，摂取状況（咀嚼・嚥下状態，食事の速さ，共食），食行動に影響する要因（会食[*1]頻度，ストレスによる飲食），行動変容段階[*2]，自己効力感など，食や食行動に影響・関連する要因を，さまざまな角度からアセスメントする。

＊1　会　食：人が集まり食事をともにすること。

＊2　行動変容段階：行動変容に対する準備段階。無関心期・関心期・準備期・実行期・維持期の五つに分けられる。

2.3　結果の評価方法

（1）食事摂取基準による評価

食事摂取基準による評価方法は，エネルギーや栄養素の摂取量を的確に把握し，個人を対象とした評価と集団を対象とした評価とで異なるが，各指標－推定平均必要量（EAR），推奨量（RDA），目安量（AI），耐容上限量（UL），目標量（DG）－の意義をよく理解したうえで正しく用いて評価しなければならない。

表4－1　栄養素等摂取量調査のまとめ

	概　要	長　所	短　所
食事記録法	摂取した食物を調査対象者が自分で調査票に記入する。重量を測定する場合（秤量法）と目安量を記入する場合（目安量法）とがある。食品成分表を用いて栄養素等摂取量を計算する。	対象者の記憶に依存しない。ほかの調査票の精度を評価する際のゴールドスタンダードとして使われることが多い。	対象者の負担が大きい。調査期間中の食事が通常と異なる可能性がある。コーディングに技術と手間がかかる。食品成分表の精度に依存する。
24時間思い出し法	前日の食事，または調査時点からさかのぼって24時間分の食事摂取について調査員が対象者に問診する。フードモデルや写真を使って，目安量をたずねる。食品成分表を用いて栄養素摂取量を計算する。	対象者の負担は比較的小さい。比較的高い参加率を得られる。	熟練した調査員が必要。対象者の記憶に依存する。コーディングに技術と手間がかかる。食品成分表の精度に依存する。
陰　膳　法	摂取した食物と同じ物を同量集める。食物試料を化学分析して栄養素等摂取量を測定する。	対象者の記憶に依存しない。食品成分表の精度に依存しない。	対象者の負担が大きい。調査期間中の食事が通常と異なる可能性がある。実際に摂取した食品のサンプルを全部集められない可能性がある。試料の分析に手間と費用がかかる。
食物摂取頻度調査	数十～百数十項目の食品の摂取頻度を調査票を用いてたずねる。その回答をもとに食品成分表を用いて栄養素等摂取量を計算する。	簡便に多くの対象者を調査できる。	対象者の記憶に依存する。食品成分表の精度に依存する。調査票の精度を評価するための妥当性研究を行う必要がある。

出典）坪野吉孝・久道　茂：『栄養疫学』，南江堂，pp.58～59（2001）より許諾を得て抜粋し転載

あなたの普段の食生活についてお聞きします。

過去1か月間に以下の食品を週に何回くらい食べましたか？あてはまる欄に○をつけて下さい。さらに，1日に食べる量は次のページの目安量と比べて「多い＝目安量の1.5倍以上」ですか，「少ない＝目安量の半分以下」ですか，目安量程度ですか？あてはまる欄に○をつけて下さい。

食　品	1週間に食べる回数 この中から1つ選んで下さい					1回に食べる量 この中から1つ選んで下さい		
	全く食べない	たまに食べる	週に1～2回	週に3～4回	ほとんど毎日	少ない	目安量程度	多い
鶏　肉								
牛　肉								
豚　肉								
ひ き 肉								
脂の少ない魚								
脂の多い魚								
干物・塩鮭・粕漬魚								
練り製品								
海　藻								
青菜類								
にんじん								

図4－1　食物摂取頻度調査の例

6つの基礎食品	食品群	目安量	食事ごとの摂取量（g）						判定
			朝	昼	夕	間	夜	合計	
1群	魚類								
	肉類								
	卵類								
	豆・大豆製品								
2群	乳類								
	海藻類								
3群	緑黄色野菜								
4群	その他の野菜								
	果物								
5群	穀類								
	いも類								
	砂糖類								
	菓子・嗜好食品								
6群	油類								

図4－2　6つの基礎食品を用いた食事調査の例

食事は栄養のバランスを考えていますか？	考えていない・少し考えている・考えている
緑黄色野菜を多くとるように心がけていますか？	全く心がけていない・少し心がけている・心がけている
自分の食行動を改善しようと思いますか？	変える気はない・できれば改善したいと思う・すぐに改善したい・改善している・以前に改善して持続している

図4－3　食事調査－食意識アンケートの例

（2）栄養比率による評価

たんぱく質エネルギー比率（%）：$\dfrac{\text{たんぱく質摂取量（g）} \times 4}{\text{エネルギー摂取量（kcal）}} \times 100$

脂肪エネルギー比率（%）：$\dfrac{\text{脂質摂取量（g）} \times 9}{\text{エネルギー摂取量（kcal）}} \times 100$

炭水化物エネルギー比率（%）：$\dfrac{\text{炭水化物摂取量（g）} \times 4}{\text{エネルギー摂取量（kcal）}} \times 100$

穀類エネルギー比率（%）：$\dfrac{\text{穀類由来のエネルギー摂取量（kcal）}}{\text{エネルギー摂取量（kcal）}} \times 100$

動物性たんぱく質比率（%）：$\dfrac{\text{動物性たんぱく質摂取量（g）}}{\text{総たんぱく質摂取量（g）}} \times 100$

動物性脂質比率（%）（魚介類を除く）：$\dfrac{\text{動物性脂質摂取量（魚介類を除く）（g）}}{\text{総脂質摂取量（g）}} \times 100$

（3）食品群による評価

６つの基礎食品を用いた評価は巻末p.155付表6を参照する。

（4）食事バランスガイドによる評価

食事に関心のない人や，調理担当者でない人には，食事記録，24時間思い出し法，食物摂取頻度調査法等への記録が難しい場合がある。そのように食に対して無関心な対象者や中食，外食の頻度の多い対象者の場合には，料理単位による食事状況調査が有効である。その際の評価には食事バランスガイドを用いるとわかりやすい。

食事バランスガイドは，あくまでも対象者自らが食生活を振り返り，食に関心をもつきっかけをつくるものであり，栄養指導のためのアセスメントとしては，塩分，油脂類の摂取状況が把握できない点などを留意して用いなければならない（p.18図2－6参照）。

3．調査の対象

3.1　個人を対象とした調査結果の評価

各種調査から得られた結果を各々評価した後，フィードバックシートを作成して返却する必要がある。その際，データを客観的に分析し，EBN＊に基づいた指標を示すなど，対象者が自分自身の健康状態を理解できるように工夫しなければならない。健康状態を理解したうえで，対象者自らが問題点に気づき，食生活改善への関心を高めることができれば，その後の栄養指導が有効かつ円滑に進むのである（図4－4）。

＊EBN：evidence-based nutritionの略。根拠に基づいた栄養学のこと。

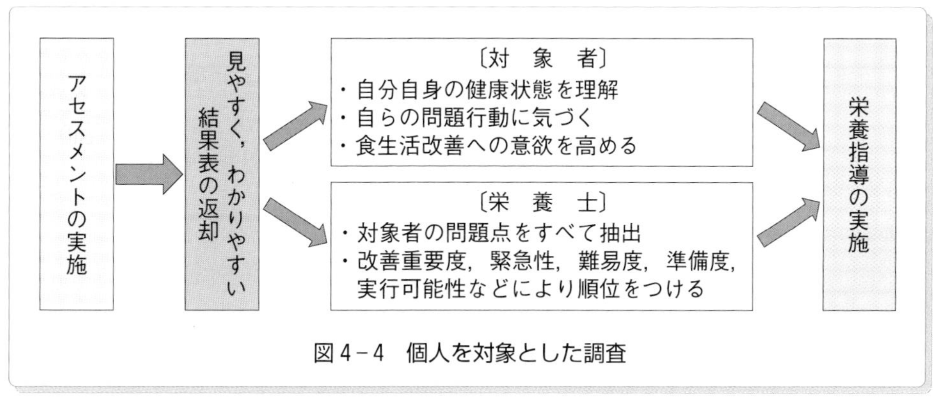

図4－4　個人を対象とした調査

3.2　集団を対象とした調査結果の評価

集団の場合には，各調査結果をコード化して，個人を特定できないような配慮をしたうえで集計・統計解析により分析する。統計解析については，小集団の場合には，記述統計で十分な場合もあるが，大規模の場合には詳細に分析するために，各種統計ソフトを利用する必要もある。さらに，最新の関連論文やEBNに基づいた調査報告書等と比較し，対象者へのフィードバックのための発表スライドや配布資料を作成する。集団を対象とした際にも，個人一人ひとりが自分自身を振り返ることができるよう，わかりやすく見やすい資料にまとめなければならない（図4－5）。

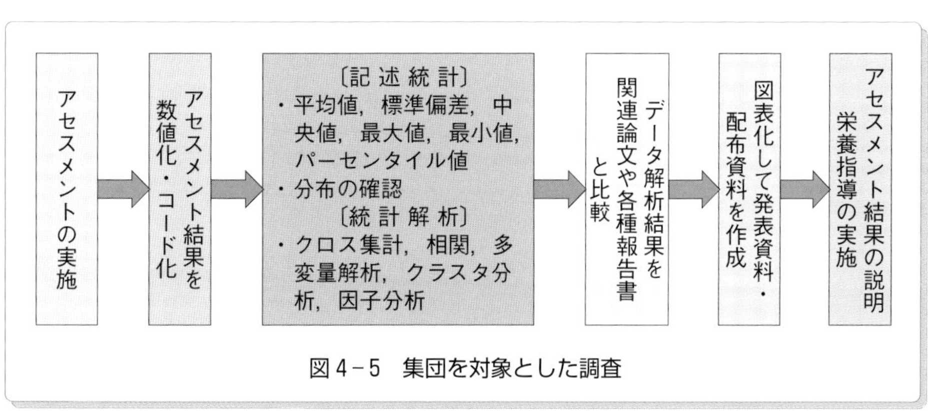

図4－5　集団を対象とした調査

3.3 ライフステージ別調査・資料

国などが実施しているライフステージ別の主な調査と資料を表4－2に示す。

表4-2　ライフステージ別の主な調査と資料

ライフステージ	発　行	調査・資料名
乳幼児	厚生労働省	乳幼児栄養調査，保育所保育指針
	文部科学省	幼稚園教育要領
学童・思春期	文部科学省	学校保健統計，体力・運動能力調査，学習指導要領
	日本スポーツ振興センター	児童生徒の食生活等実態調査，児童生徒の食事状況等調査報告書
	日本学校保健会	児童生徒の健康状態サーベイランス事業報告書，学校保健の動向
成人期	厚生労働省	厚生労働白書，国民健康・栄養調査（循環器疾患基礎調査，糖尿病実態調査も含む），人口動態統計，患者調査，国民生活基礎調査，国民衛生の動向
	農林水産省	食料需給表
	総務省	国勢調査，社会生活基本調査，家計調査
	NHK	生活時間調査
高齢期	内閣府	高齢社会白書

4. 国民健康・栄養調査

国民健康・栄養調査は，厚生労働省が毎年11月，国民の健康状態，エネルギー・栄養素等の摂取状況を把握し，国の実施する施策の基礎資料とすることを目的に実施されている。

4.1 沿　　革

1945（昭和20）年の終戦後，GHQの指令により1945年12月に東京都民6,000世帯約3万人を対象として栄養調査が実施されたのがはじまりである。1946（昭和21）年には，9都市27都道府県を市部，郡部に大別して調査され，季節ごとに年4回の調査が実施された。当時の食料事情はきわめて劣悪で，特に都市部における食料不足は深刻であった。このような調査結果から，国民の栄養状態を把握する資料としての必要性が認められ，1952（昭和27）年に制定された「栄養改善法」に「国民栄養調査」として調査の実施が規定された。

その後，2003（平成15）年に「栄養改善法」が廃止され，「健康増進法」が施行されたことに伴い，「国民健康・栄養調査」として栄養のみならず，運動，休養（睡眠），飲酒，喫煙，歯の健康等の生活習慣全般に調査項目が拡大され引き継がれた。

現在では，日本食品標準成分表および日本人の食事摂取基準との整合性が図られ，栄養指導の際に対象者のアセスメントを実施するための基礎資料として不可欠な情報

【記入例】

月　日【昼食】　　　　**食物摂取状況調査**

記入例番号↓	家族が食べたものは全て記載してください				その料理は、どのように家族で分けましたか？									
	料理名	食品名	使用量（重量または目安量）	廃棄量	氏名 健一 1	氏名 泰子 2	氏名 二郎 3	氏名 綾香 4	氏名 三郎 5	氏名 りさ 6	氏名 英三郎 7	氏名 8	氏名 9	残食分 残
1	ごはん	ごはん	120g		0	0	0	0	0	0	1			
2	ごはん	ごはん	170g		0	1	0	0	0	0	0			
3	パン	食パン	8枚切り1/2枚		0	1	0	0	0	0	0			
		マーガリン	小さじ1/2											
4	煮物	とりモモ肉（皮つき）	100g		0	1	0	0	0	0	0			7
		じゃがいも（皮つき）	300g	30g										
		人参	60g											
		砂糖	大さじ1											
		酒	大さじ3											
		しょうゆ	大さじ2											
5	お浸し	ほうれん草（ゆで）	300g		0	1	0	0	0	0	1			4
		削り節	1袋											
		しょうゆ	小さじ2											
6	ゆで卵	たまご	2個（L玉）	カラ	0	0	1	0	0	0	1			
		マヨネーズ	大さじ1		0	0	1	0	0	0	0			
7	みそ汁	大根	100g		0	30%	0	0	0	0	0			70%
		カットわかめ(乾)	大さじ1/2											
		淡色辛みそ	大さじ3											
		だしの素	小さじ2											
8	ゆで卵（書き忘れ）	塩	1つまみ		0	0	0	0	0	0	1			
9	Ⓒ ごぼうサラダ	（マヨネーズ味）	100g		0	1	1	0	0	0	1			
10	Ⓒ かにコロッケ	かにコロッケ	250g（8個）		0	1	2	0	0	0	1			4
		植物油												
		ウスターソース	小さじ2		0	0	1	0	0	0	0			
11	天ぷらうどん	うどん（ゆで）	240g		0	0	0	0	0	0	1			
	（かきあげ）	芝えび	15g											
		みつば	5g											
		天ぷら粉	大さじ1											
		植物油												
		しょうゆ	大さじ1											
		みりん	大さじ1/2											
		だしの素	小さじ1.5											
12	カップラーメン	（商品名　〇〇ラーメン）	1個		0	0	1	0	0	0	0			
			（スープは半分残した）											
13	Ⓒ ハンバーガー	（商品名　〇×バーガー）	1個		0	0	1	0	0	0	0			
14	㊢ 焼肉定食		1人前		1	0	0	0	0	0	0			
15	りんご	りんご（芯・皮なし）	300g		0	1/4	1/4	0	0	0	1/4			1/4

料理ごとに線を引く

揚げ油の使用量は、記入しなくてよい

同じ料理の中で、食べた割合が違う食品ごとに線を引く

図4－6　栄養摂取状況調査票：国民健康・栄養調査

を有している。さらに，栄養指導の実施・評価の時点でも活用される資料である。

4.2 実　　施

調査対象は，全国の世帯および世帯員であり，国民生活基礎調査または国勢調査において設定された，厚生労働大臣が定める調査地区内の世帯の世帯員であり，調査地区から都道府県知事が層化無作為抽出した単位区内の世帯および世帯員を調査客体としている。指定された調査世帯に属する者はこの実施に協力しなければならない。都道府県知事から任命された医師，管理栄養士，保健師その他の者が国民健康・栄養調査員となり，実施年の11月１日現在で満１歳以上を対象に身体状況，栄養摂取状況および生活習慣の調査にあたる。

調査項目は，**身体状況調査**（身長，体重，腹囲，血圧，血液性状，運動量，問診），**栄養摂取状況調査**（世帯および世帯員の状況，食事の状況，食事の料理名と食品の名称・摂取量），**生活習慣調査**（食習慣・運動・休養・喫煙・飲酒・歯の健康保持およびその他の生活習慣の状況）である。栄養摂取状況調査は，世帯ごとに被調査者が摂取した食品を秤量記録して，その食品を家族でどのように分けたかを記入する**比例案分法**で実施されている（図４－６）。

2011（平成23）年調査については，東日本大震災の影響により，岩手県，宮城県および福島県の全域は調査対象から除かれている。

文　　献

●参考文献

・日本アセスメント研究会：日本人の新身体計測基準値 JARD 2001

・奈良信雄：『看護・栄養指導のための臨床検査ハンドブック　第５版』，医歯薬出版(2014)

・金井正光：『臨床検査法提要　改訂第33版』，金原出版（2010）

・坪野吉孝・久道　茂：『栄養疫学』，南江堂（2001）

・www.mhlw.go.jp/bunya/kenkou/kenkou_eiyou_chousa.html，厚生労働省：国民健康・栄養調査

第5章

栄養指導の方法と技術

1．栄養指導（相談）の一般原則

栄養指導（相談）の対象は“人”であり“物”ではない。したがって栄養士・管理栄養士は人間理解が必要となり，コミュニケーションスキルも求められる。また，対象は人であるが個々人は，性格や生活環境などがまったく同じである人の存在は皆無であり，栄養指導（相談）はその人に適したオーダーメイドな方法が求められる。したがって完全なマニュアルは存在しない。このことは，栄養士・管理栄養士に幅広い知識やスキルが必要となる根拠でもある。

健康増進や疾病治療のためには，栄養に関する正しい知識だけの提供では，不適切な食行動の改善は見込めない。また，正しい知識を十分もっているにもかかわらず，不適切な食行動をとっている場合には，対象者の食意識の変革を伴う食行動の是正を求めることから，自身の努力と併せて身近な家族や友人，同僚などの協力も必要となる。

過去に少なからず行われていた栄養指導では，コンプライアンス（指導者の説明を理解し，指示を守ること）を重視し，対象者に無理強いや，禁止事項ばかりを羅列し強制する方法がとられることもあった。しかし，このやり方では，対象者は指導者の前では「はい」，「わかりました」などと返答し，その場を取り繕うが，実際の食生活では指導者からいわれたことを実践しないことが多く，栄養指導が失敗に終わる確率が高くなる。栄養指導（相談）における栄養士・管理栄養士の役割は，対象者をサポートすることであり，アドヒアランス（対象者が積極的に参加すること）を重視し，あくまで対象者中心に進めることが栄養指導（相談）を成功させる秘訣である。また，栄養指導（相談）が栄養士・管理栄養士の自己満足で終わることなく，対象者のQOL向上を実現しながら，食生活を改善するために，栄養士・管理栄養士に重要なスキルとして，行動科学やカウンセリングテクニックを駆使したコミュニケーションスキルが求められる。

1.1　栄養管理プロセス

栄養管理プロセス（nutrition care process：NCP）は，アメリカ栄養士会が2003年に栄養管理の国際基準として示したものである。栄養士，管理栄養士が栄養管理を行う際，栄養状態の判定に関して言語，概念，方法が統一されていなかったことから，栄養管理の過程を栄養評価，栄養診断，栄養介入，栄養モニタリングと評価（判定）の

4区分として標準化し，「国際標準のための栄養ケアプロセス用語マニュアル」が作成され日本でも普及している。

栄養ケアマネジメントにおける栄養アセスメントは，栄養管理プロセスでは栄養評価と栄養判定という2つの過程に分けて取り扱う。栄養診断は，栄養アセスメントと栄養介入との間の段階であり，栄養が関係する問題を明確に表現するための標準用語を用いることで多職種との情報共有が可能となる（図5－1）。

1.2　マネジメントサイクル（計画－実施－検証－改善：Plan－Do－Check－Act）

① 栄養スクリーニング・アセスメント：関連する種々のデータにより対象者の健康状態を的確にアセスメントする。意識などは直接面接し，インタビューによりニーズアセスメント（指導者の思い込みではなく傾聴による対象者のQOLを高めた栄養指導の実現）を行う。

② 栄養ケア計画：集められた情報を客観的に評価し問題点を見つけ出す。問題抽出により見つけられた問題点ごとに，関連づけや因果関係，対応すべき順序や重要度について解析しながら問題点を整理する。

・目的分析：②で明らかとなった問題点を解析し，各々目的（目標）として置き換える。この際注意すべきことは問題点の言葉尻だけを置き換えるといった単純な目的（目標）ではなく，次のステップである目標設定につながる問題点を改善するための目的（目標）にする。

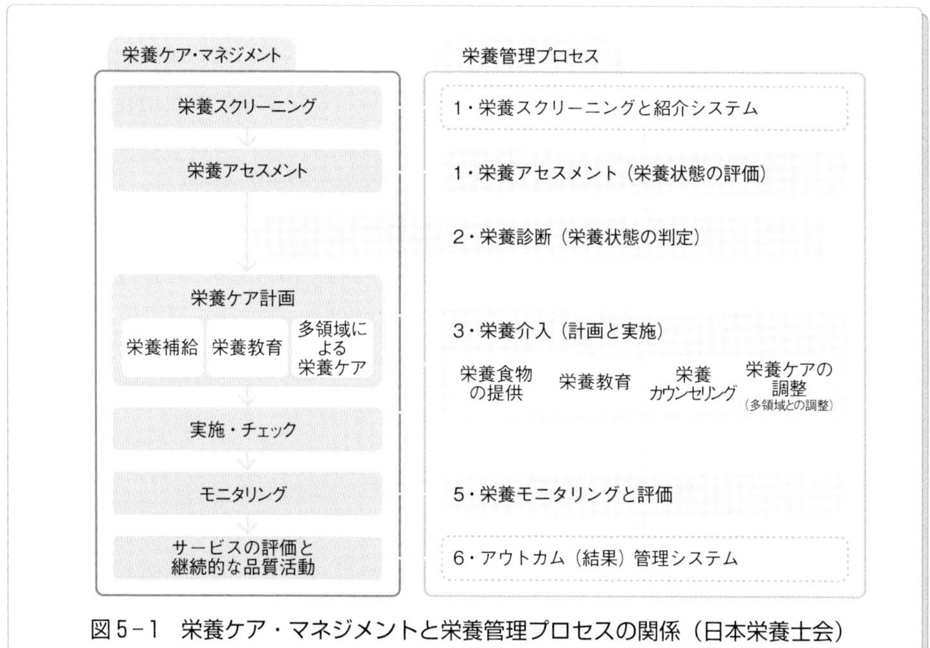

図5－1　栄養ケア・マネジメントと栄養管理プロセスの関係（日本栄養士会）

・目標設定：対象者の生活習慣と関連づけた目標設定とする。本来は，対象者自身が目標を設定するが，設定できるスキルが備わっていない場合には，栄養士・管理栄養士が提案した複数の目標から対象者自身に選択してもらう。
・長期目標：最終目標（goal）となるプログラム目標である。
・中期目標：長期目標を見据え，3～6か月を目安に実施すべき一般目標（general instructional objective：GIO）とする。
・短期目標：中期目標を見据え，すぐに取り組み可能な目標とする。特に注意すべきことは，実現可能性が高い個別目標とすることが重要であり，中期目標・長期目標につながる。行動にかかわる内容の場合には行動目標（specific behavioral objectives：SBOs）となる。

対策分析：設定した各目標を対象者の生活習慣の中に取り入れることができる具体的な行動として置き換える。

③ 実施・チェック：栄養指導（相談）の全体像であり，食習慣を改善するためのプログラムとして対象者にわかりやすく提示し，対象者のインフォームドコンセントを得ることが大切である。

④ モニタリング・評価：栄養教育カリキュラムのプログラムにおける各目標を達成するためにマネジメントサイクルとして実施する。最終ゴールである長期目標を目ざし，中期目標を達成するために短期目標を確実に達成することを繰り返す。マネジメントサイクルは，一つひとつの目標を達成するために何度も繰り返される。また，対象者の実施状況をさまざまな方法でつねに観察しながら，作成された栄養教育カリキュラムが適切であるかつねに評価しながら実施する。実施途中であっても対象者にプログラムが不適切な状況がみられるなど，問題が確認された場合は，マネジメントサイクルの中止，目標や方法の再検討など臨機応変な対応が必要となる。

・Plan（計画）：対応すべき目標と達成するための具体的な方法を対象者とともに確認する。計画の段階で目標達成の評価方法や評価基準について設定しておく。
・Do（実施）：対象者の状態や目標の達成状況を確認しながら実施する。問題が生じた場合には，プログラムの中止や見直しなど臨機応変な対応が必要となる。
・Check（検証）：目標の達成状況やプログラムの妥当性などを評価，検証する。指導者側のスキルについても評価，検証される。
・Act（改善）：結果に対する適切な評価に基づいて対応すべき内容や情報を次のサイクルに生かす。

2．栄養指導の計画・評価

栄養士が栄養指導を行う際には，まず，対象者の現状把握（アセスメント）を行わなければならない。アセスメントとは，栄養指導の対象者についての身体，ライフスタイル，食事，意識などの現状を客観的にとらえることである。栄養士が対象者のアセスメントを正確に実施し，評価することで，個々あるいは各集団の特性に合わせて，対象者のニーズに応じた効果的な栄養指導が実施できる。

アセスメントを行わないで栄養指導をすると，BMIの低い，やせている人に減量指導をしたり，血圧の低い人に対して高血圧予防の食事指導をするなど的外れな栄養指導となってしまう可能性がある。対象者に適切な指導を行うために，ニーズアセスメントは栄養士にとって不可欠なものである。

2.1　アセスメントの方法と項目

栄養指導の対象者が決まったら，まずは対象者の概要について既存資料を用いたアセスメントをすることが望ましい。対象者に適したアセスメント項目を選定するための予測をつけるためにも必要である。対象者の性別や年齢から，身体的特徴，ライフスタイルの特徴，食生活上の問題点，栄養指導上の留意点などについて既存資料から情報を収集するのである。あくまでも一般的な現状をとらえるものであるが，対象者の置かれている背景を整理することで，より有効なアセスメントの実施が可能となる（図５－２）。

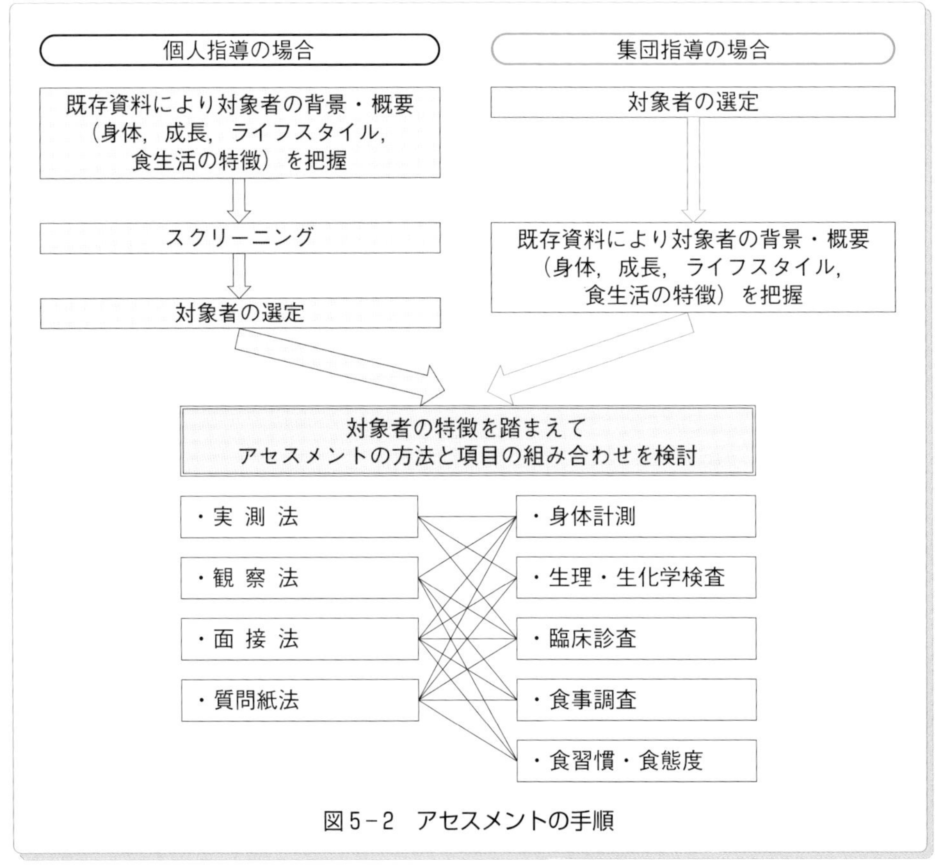

図5－2　アセスメントの手順

（1）アセスメントの方法

1）実　測　法

測定器具や実験機器を用いて，身長・体重・体脂肪などの身体状況や血液・尿・血圧などの生化学検査等によって数値を計測する方法を実測法という。客観的な結果を得ることができ，実態を正確にとらえることができるが，機械・器具や場所の確保が必要なこと，測定費用などがかかることや，測定者が測定方法に熟練していないと測定誤差が生じる可能性がある点を考慮しなければならない。

2）観　察　法

栄養士が，対象者の容姿，表情，言動，行動などを観察して客観的に推測する方法を観察法という。肌や爪，毛髪の色つや，心理状態のほか，食品購入行動や外食行動などを調べるので，対象者が観察を意識して普段どおりの行動をしないこともあり，対象者に気づかれないような配慮が必要である。また，栄養士の主観が入りやすい面もあるので，思い込み，偏見などには十分注意しなければならない。

3）面　接　法

栄養士が個人や集団を対象に面接をしながらインタビュー形式で身体および生活・食事等に関する情報を言葉で得る方法を面接法という。個人面接法と集団面接法がある。いずれにしても，面接者の主観や偏見が入りやすく，栄養士の面接技術に依存することや，対象者の自己申告なので多少の虚偽もあり得るという点を踏まえたうえで，対象者の非言語的表現を的確にとらえながらアセスメントすることが重要である。

個人面接法は，対象者に配慮しながら聴き取ることができるので，対象者の状態や様子を見ながら，アセスメント内容を詳細に聴き取る箇所とおおまかに聴き取る箇所を区別しながら，必要な情報を端的に得ることが可能であり，栄養士と対象者との信頼関係も築きやすい。

集団面接法はフォーカスグループインタビュー（FGI）ともいい，一度に多くの対象者をアセスメントするため，時間短縮が可能であり，労力も少なくてすむので経済的で効率的な方法であるが，グループ全員に共通した項目のみのアセスメントになりやすく，個々の状態に合わせた現状把握が難しい。また，熟練した面接者でないと必要な情報を得られない可能性もある。

4）質問紙法

質問紙を用意して，対象者自らに記入してもらう（自記式），家族や栄養士が記入する（他記式），電話やインターネットで回答してもらう（聴き取り），郵送する（郵送法），調査票を対象者に渡しておいて後日回収する（留置き法）などの方法によって回答を得る方法を質問紙法という。

質問紙の内容は，理解しやすい誤解のない言語で表現し，調査の目的に関係ない不必要な項目は省き，回答に関する説明やインフォームドコンセントなども記載する。

質問形式にはプリコード式と自由回答法があり，プリコード式は回答をあらかじめ用意しておくので，数字に置き換えやすく集計や統計解析を行いやすい反面，回答肢

表5－1　質問形式の例と特徴

質問形式	特徴		例	
	長所	短所		
プリコード式	数字に置き換えやすいため，集計・統計解析しやすい。	適切な回答肢がない場合は，正確なアセスメントができない。	2項選択法	・今朝，朝食を食べましたか？ ［はい・いいえ］
				・週に1回以上，運動をしていますか？ ［はい・いいえ］
			多項選択法	・1日に野菜を何回食べますか？ ［3回以上/日・2回/日・1回/日・ほとんど食べない］
				・普段，どんなおやつを食べますか？ 複数回答可 ［スナック菓子・クッキー・ケーキ・だんご・まんじゅう・ジュース・炭酸飲料・果物・プリン・ゼリー・チョコレート］
自由回答法	対象者自身の言葉で記入するので，ありのままの回答が得られる。	統計解析しにくく，工夫を要する。	栄養士に質問したいことがありましたら自由にお書きください	

に適切なものがない場合には，正確なアセスメントができないことがある。自由回答法は，対象者の意見や考えなどをそのまま記入してもらう方法であり，ありのままの回答を得られるが集計，統計解析の際には工夫が必要になる（表5－1）。

（2）アセスメントの項目と判定・評価

1）身体計測

身長や体重のほか，身体構成成分（体脂肪，骨量，筋肉量）を調べるのが身体計測である。栄養指導を行う際の栄養アセスメントには欠かせない項目である（表5－2）。

〔**身長・体重**〕身長と体重からは，体格指数を算出して体重の多少や変動を確認する。しかし，体格指数は身体構成を示すものではないので，体格指数の結果だけで栄養指導を実施することは望ましくない（表5－3）。

〔**皮下脂肪厚**〕上腕三頭筋皮下脂肪厚（TSF）（mm）と肩甲骨下部皮下脂肪厚（SSF）（mm）の合計値（skinfold thickness：SFT）を用いて判定・評価する。測定には，キャリパーを使用するが，日本では従来，栄研式皮下脂肪厚測定器が多く使用されていた。近年では簡易型皮下脂肪厚測定器（アディポメーター）なども用いられるようになったが，いずれにおいても，測定誤差が大きいため，測定はトレーニングを受けた熟練者が実施することが肝要である。

表 5-2 栄養指導のためのアセスメント項目

	項 目
身体計測	身長，体重，皮下脂肪厚，体脂肪率，上腕周囲長，頭囲，胸囲，腹囲，下腿周
生理・生化学検査（臨床検査）	① 血液検査 血球検査…赤血球，白血球，ヘモグロビン，ヘマトクリット，血小板，リンパ球 血清検査…血清総たんぱく，血清アルブミン，血糖，ヘモグロビンA1c，インスリン，総コレステロール，トリグリセライド，HDL コレステロール，LDL コレステロール，AST，ALT，LDH，ビリルビン，ALP，γ-GTP，尿素窒素，クレアチニン，尿酸，電解質，ホルモン ② 尿検査…尿量，尿 pH，尿の比重，尿たんぱく，尿糖，潜血，ケトン体，尿沈渣 ③ 血圧，安静代謝量，握力，背筋力，最大酸素摂取量
臨床診査	視診…爪・肌・顔・毛髪，口唇等の血色や色つや，表情，体格，浮腫 問診…主訴，既往歴，家族歴，健康状態（のどの渇き，下痢，便秘，食欲）
食事調査	栄養素等摂取量調査 食品群別摂取量調査，料理単位食事状況調査 食生活状況（間食・夜食の摂取状況，中食・外食の利用状況，食事時刻，飲酒習慣，サプリメント使用状況）
食意識・食態度調査	① 食意識…嗜好，食事感 ② 食知識…適正摂取量，各栄養素の意義，生活習慣病の基礎知識 ③ 食態度…行動変容段階，セルフエフィカシー* ④ 食スキル…調理技術，咀嚼・嚥下 ⑤ 摂食行動…会食，代理摂食
その他	ADL，QOL，生活時間調査，就業実態調査，喫煙状況，ストレス，アレルギー

＊セルフエフィカシー：ある行動を行う自分の能力に対する自信（第 6 章 p.68 参照）

表 5-3 体格指数と判定基準

体格指数	算出式	判 定
Body Mass Index (BMI)	体重（kg）÷身長（m）^{2}	<成人> <18.5 やせ 18.5≦～<25.0 ふつう ≧25.0 肥満
標準体重 (IBW)	標準体重＝身長（m）^{2}×22	
体重減少率 (%LBW)	{健康時体重（kg）－体重（kg）}÷健康時体重（kg）×100	

表５-４　体脂肪率と判定基準　（％）

	正　常	境　界	異　常	著しい異常
成人男子	8～16	17～20	21～30	31以上
成人女子	20～25	26～30 19以下	31～35	36以上

出典）厚生省栄養課編：「健康増進センターにおける技術指針」（1974）

〔体脂肪率〕体脂肪率は，２点の皮下脂肪厚TSFとSSFの合計値SFTから算出することができる。

<成人男性>

{[4.57÷(1.0913－0.00116×SFT(mm))]－4.142}×100

<成人女性>

{[4.57÷(1.0897－0.00133×SFT(mm))]－4.142}×100

また，体脂肪率の測定には，インピーダンスを用いた体脂肪計が簡便に測定でき，測定誤差も少なく，家庭用にも販売されているため頻繁に使用されるようになった。しかし，人体の水分を含む組織が電気を通し脂肪組織が電気を通さないことを利用して測定するもので，あくまでも回帰から求めた推定値であり，体内水分量に大きく左右されることを考慮して用いなければならない（表５－４）。

〔除脂肪体重〕体重から脂肪量を引いた値が除脂肪体重であり，臓器や骨の重量も含まれるが骨格筋（筋肉量）の判定にも用いることができる。

体重（kg)－(体重（kg)×体脂肪率（%)÷100)

〔上腕筋周囲長（AMC）・上腕筋面積（AMA）〕除脂肪体重と同様に骨格筋（筋肉量）の判定に用いるが，特に入院患者の短期間における貯蔵たんぱく質の減少をアセスメントするために用いられている。

上腕筋周囲長＝上腕周囲長(AC)(cm)－π×上腕三頭筋皮下脂肪厚(mm)÷10

上腕筋面積＝[上腕周囲長(cm)－π×上腕三頭筋皮下脂肪厚(mm)÷10]^2÷４π

これらの基準値は，本書では示されていないが「日本人の新身体計測基準値JARD 2001」で性別・年代別に平均値，標準偏差，中央値，４分位値等が示されているので評価の参考に用いるとよい。

２）臨床検査（生理・生化学検査）

尿や血液中の指標を調べる臨床検査により，摂取した栄養素の体内における利用状況をアセスメントできる。血圧，安静時代謝量，体力・筋力なども含まれる。

〔尿検査〕尿は，たんぱく質その他の代謝産物や中間代謝物を含み，ビタミンやミネラルなどの利用効率や，腎臓や循環器，内分泌，代謝系の機能状態の把握ができる。

表 5－5　尿検査項目と検査の意義

項　目	検査の意義
pH	飢餓，発熱，脱水，アシドーシスでは酸性になり，アルカローシス，尿路感染症などによりアルカリ性になる。体内の酸塩基平衡状態の評価。
尿たんぱく	運動後やストレスによっても陽性になるが，腎疾患，妊娠高血圧症候群の診断にも用いられる。
尿　糖	糖尿病，膵炎，肝疾患，過食などにより，糖代謝異常や腎での排泄閾値の低下により出現する。
潜　血	腎疾患や腫瘍，炎症，結石等による血尿の発見。
ケトン体	血糖コントロール不良，飢餓，発熱，アルコール多飲，脂質過剰摂取等によるケトアシドーシスの発見。

栄養アセスメントにおける尿検査では，尿の一般性状（量，色調，混濁，臭気，泡，比重）などを測定したうえで，試験紙によるスクリーニング検査が実施されることが多い。尿試験紙では，pH，たんぱく，ブドウ糖，潜血，ケトン体，ビリルビン，ウロビリノーゲン等を検出することが可能である（表5－5）。

〔血液検査〕食物に含まれる栄養素は，体内で消化・吸収されて，臓器，細胞，組織などで利用されると同時に血液中にも取り込まれていることから，血液中の各種成分を測定する血液検査で，栄養状態や疾患の診断，病態把握などの指標となる。また，定量的な評価が可能なため，経時変化としてとらえることも可能である（表5－6）。

〔血　圧〕成人期以降における血圧の定期的な測定は，個人の健康管理において重要であり，対象者自身がセルフモニタリングとして実施することが望ましい。血圧は，さまざまな条件により測定値が変化しやすい。緊張による白衣高血圧，家で測ると高いが，病院では正常値なため，診察だけでは高血圧とわからない仮面高血圧もみられ，食事・運動・気候などによる変動が大きい（表5－7）。

〔安静時代謝量〕エネルギーおよび栄養素の必要量は個人差が大きく，真の必要量を測定することは容易ではない。さらに，個人内変動や日内変動もあることから食事摂取基準では推定値を用いて基準値が示されている。しかしながら，これらのことを考慮したうえで安静時代謝量を測定して用いることも栄養指導において有用になる。

〔筋力・体力測定〕握力や背筋の測定は，筋力のアセスメントとして用いられる。これらは，文部科学省が実施している「体力・運動能力調査」に準じて測定すると，標準化しやすく，6～79歳までの評価システムを用いることが可能になる。

3）臨床診査

臨床診査には，対象者から問診によって自覚症状や既往歴などを聴き取る主訴と，視診や触診などによって栄養士・管理栄養士が栄養状態を観察，評価する項目がある。

表５-６　血液検査項目と検査の意義

項　目	検査の意義
赤血球（RBC）	３項目から平均赤血球指数を算出し，貧血の診断に用いる MCV（平均赤血球容積）（fl）=Hct（%）÷RBC（10^6/μl）×10 MCH（平均赤血球血色素量）（pg） =Hb（g/dl）÷RBC（10^6/μl）×10 MCHC（平均赤血球血色素濃度）（%）=Hb（g/dl）÷Hct（%）×100
ヘモグロビン（Hb）	
ヘマトクリット （Hct, Ht）	
白血球（WBC）	炎症性疾患，白血病などの血液疾患，薬剤の副作用のモニター
血小板（Platelet）	出血傾向，血栓傾向
総たんぱく（TP）	低栄養，吸収不良，漏出，肝疾患 アルブミン・グロブリン比による低栄養評価にも用いられる
アルブミン	
血　糖	糖代謝異常，脂質代謝異常，血糖コントロール評価
ヘモグロビンA1c	
総コレステロール （T-Chol）	高コレステロール血症，肝・胆道疾患，内分泌疾患 LDLコレステロール ＝総コレステロール－HDLコレステロール－TG÷５
HDLコレステロール （HDL-Chol）	
LDLコレステロール （LDL-Chol）	
トリグリセライド（TG）	糖尿病，肥満症，虚血性心疾患
AST（GOT）	肝細胞障害の診断，心疾患，筋肉疾患の診断
ALT（GPT）	
γ-GTP	肝・胆道疾患，アルコール性肝障害の診断
ビリルビン（Bil）	黄疸の診断
尿素窒素（UN，BUN）	腎糸球体の濾過能，腎尿細管の再吸収能，腎機能障害の指標
クレアチニン（Cr）	
尿　酸	痛風の診断，腎機能の評価，動脈硬化症疾患

表５-７　成人における血圧値の分類　（mmHg）

	収縮期血圧		拡張期血圧
正常血圧	＜120	かつ	＜80
正常高値血圧	120～129	かつ	＜80
高値血圧	130～139	かつ／または	80～89
Ⅰ度高血圧	140～159	かつ／または	90～99
Ⅱ度高血圧	160～179	かつ／または	100～109
Ⅲ度高血圧	≧180	かつ／または	≧110
（孤立性）収縮期高血圧	≧140	かつ	＜90

出典）日本高血圧学会：「高血圧治療ガイドライン2019」

2.2 栄養指導計画

栄養指導の栄養アセスメントすなわち対象者の現状を的確に把握した後には，栄養指導の計画を立案し，栄養指導方法と内容を検討する。

栄養指導計画の際には，まず対象者のアセスメント結果から得られた身体面あるいは生活面，心理面の問題点を抽出・整理した後に栄養指導の目標を設定する。さらに，その目標を達成するための栄養教育カリキュラムおよび指導案を作成して，実施に向けた準備を進める。

栄養指導の計画から実施までの流れを図５－３に示す。

（1）問題点の抽出と分析

栄養指導計画立案の際には，対象者のアセスメントから得られた結果を正確に客観的に判定・評価し，その中から問題となる箇所を列挙していく。この時点では，あらゆる角度からできる限り多くの問題点を発見することが肝要である。問題点を出し尽くした後に，それらの問題の要因となっている事項を見つけ出し，要因ごとに分類し，集約する。そうすることで，原因となっている問題行動が明確となってくる。

問題点とその要因が集約できたら，それら個々について改善点をあげ，優先順位を決める。優先順位は，重要度，緊急性，難易度，対象者の準備度，ニーズ，実行可能性などによって決定する。

（2）指導目標の設定

栄養指導の目標は，対象者のアセスメント結果から導き出された改善点によって，最終目標（長期目標）から決定する。そして，最終目標に向かうための実際的な目標である一般目標（中期目標）を設定する。最終目標はある程度，概念的で多くの人に共通するものがよいが，一般目標は，対象者のアセスメント結果から抽出された問題点を改善するための目標として目標値を示すなど，はっきりとわかりやすいものでなければならない（図５－４）。

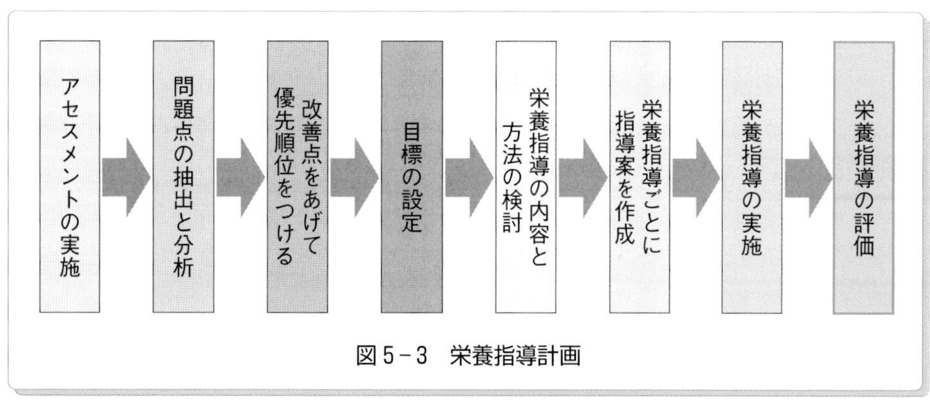

図５－３　栄養指導計画

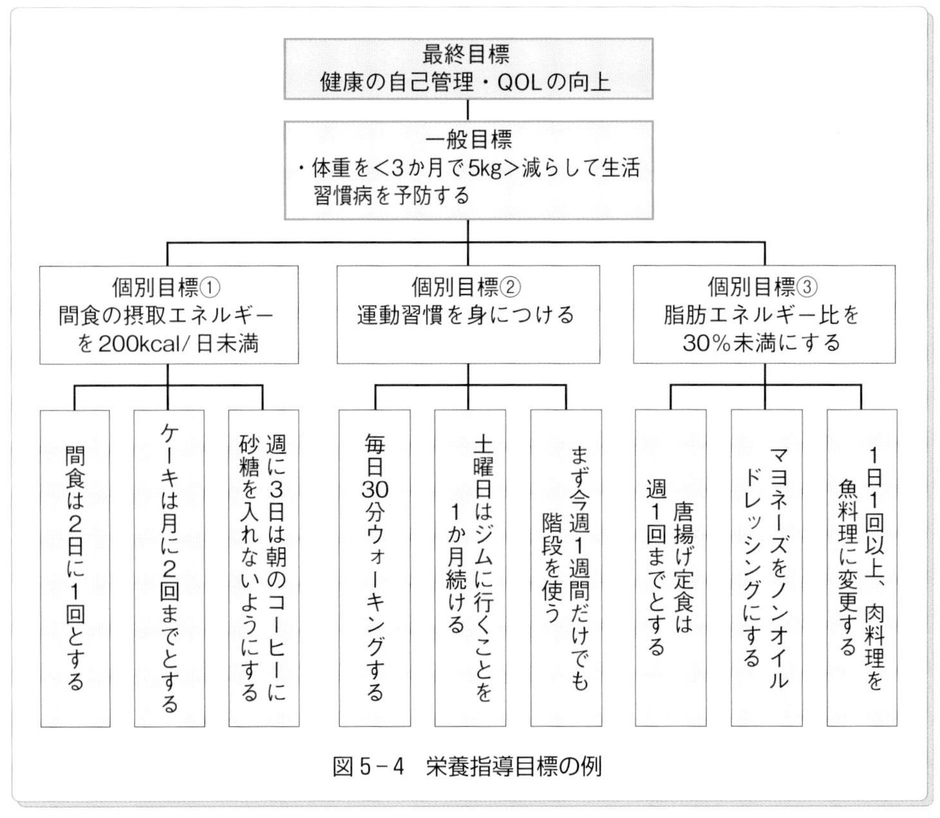

図5－4　栄養指導目標の例

さらに，一般目標を具体化するために個別目標（短期目標）を決める。個別目標は対象者自身が今すぐに実行できると確信できるものを選ばなければならない。また，個別目標のうち，行動にかかわるものを行動目標といい，個別目標とともに設定する。

（3）栄養指導計画の立案

個人を対象とした栄養指導の場合には，目標の設定や栄養指導の内容は個別指導を行いながら，対象者の様子をその場で的確にとらえ，臨機応変に適宜進めていく必要がある。あくまでも栄養士は対象者が自ら目標設定できるような自発的な行動変容を促し，サポートするという姿勢と役割をもって栄養指導に臨まなくてはならない。

集団を対象とした栄養指導の場合には，対象者アセスメント結果を分析したうえで，指導目標や内容をあらかじめ決めて，年間指導計画や指導ごとの指導案を作成することが望ましい（図5－5）。特に，保育所，幼稚園，小・中学校等での集団栄養指導あるいは栄養教育の場合には，栄養教諭等が実施することで学習活動の一部にもなるため，他教科・他職域との連携を密にして，施設全体の教育方針に沿う内容や進め方を考える。

第２学年　学習指導案

年　　月　　日 第５校時
第２学年２組
授業者　　　　室 伏 美 香

１．本時の授業
（１）題 材 名　　『よくかんで食べよう』
（２）本時の目標
　日頃，子どもたちはかむことをそれほど意識して食べていないように見受けられる。柔らかい食べ物が多く出回っている今，たくさんかまずに飲み込むという食べ方が多い。本時では，かむことの大切さを考え，かむことはどうして体によいのかとかむことへの関心を高めてほしい。また，実生活でも必要な知識として健康的な食習慣について考える力をつけることができる。
（３）授 業 過 程

過 程	学習活動・内容○	支援・留意点◎・評価●	資　料
導 入 （10分）	○かみごたえの大きい食べ物，小さい食べ物の比較をする。	◎本時のめあてを確認する。 ◎各班にワークシートを配布し「かみごたえ」とは何か説明する。	・ワークシート ・食品カード
展 開 （35分）	○紙芝居を見て，主人公の男の子がどうしてお腹が痛くなったのか考える。 ○かむと体にどんなによいことがあるのかを知る。 ○小学生に人気の食べ物から，よくかんで食べることの大切さを知る。	◎各班でかみごたえの大きいもの小さいものに分類し，配布した食品カードを黒板に貼ってもらい全員で確認する。 ◎紙芝居を読み，なぜお腹が痛くなったのかを確認する。 ・給食を急いで食べた。 ・早く遊びたかった ・かんでいなかった ◎よくかんで食べていなかったことが原因である事を確認する。 ◎全員で１つ１つ確認する。 ・脳がはたらく ・歯が丈夫になる ・満腹になる ・消化しやすくなる ◎柔らかいものを好む傾向にあるが，かみごたえが小さくても，よくかんで食べることにより体によい効果がある。 ・カレー，ラーメン，オムライス，プリン，スパゲティ ●よくかんで食べることが体に大切であることを理解できたか。	・紙芝居 ・働きカード ・食品カード
まとめ （10分）	○ワークシートで今日の授業の内容を感想する。 ○気づいたこと，わかったことを書き発表する。	◎本時の授業をふりかえる。 ●かむことの大切さを知り，よくかもうとする意欲がもてたか。	・ワークシート

図５−５　指導案の例

2.3　栄養指導の評価

栄養指導の評価は，栄養アセスメントから計画・実施に至るまで，各段階において行わなければならない。計画が適切であったか，計画どおりに進められたか，対象者の満足度は高いか，対象者が目標を達成できたか，行動変容が定着しているかなどについて評価をすることは，栄養指導の有用性を確認し，次回以降への改善点を見つけ出し，さらに効果的な栄養指導を実施するためにも重要な意義をもっている。

栄養指導の流れと評価の種類を図５－６にまとめた。

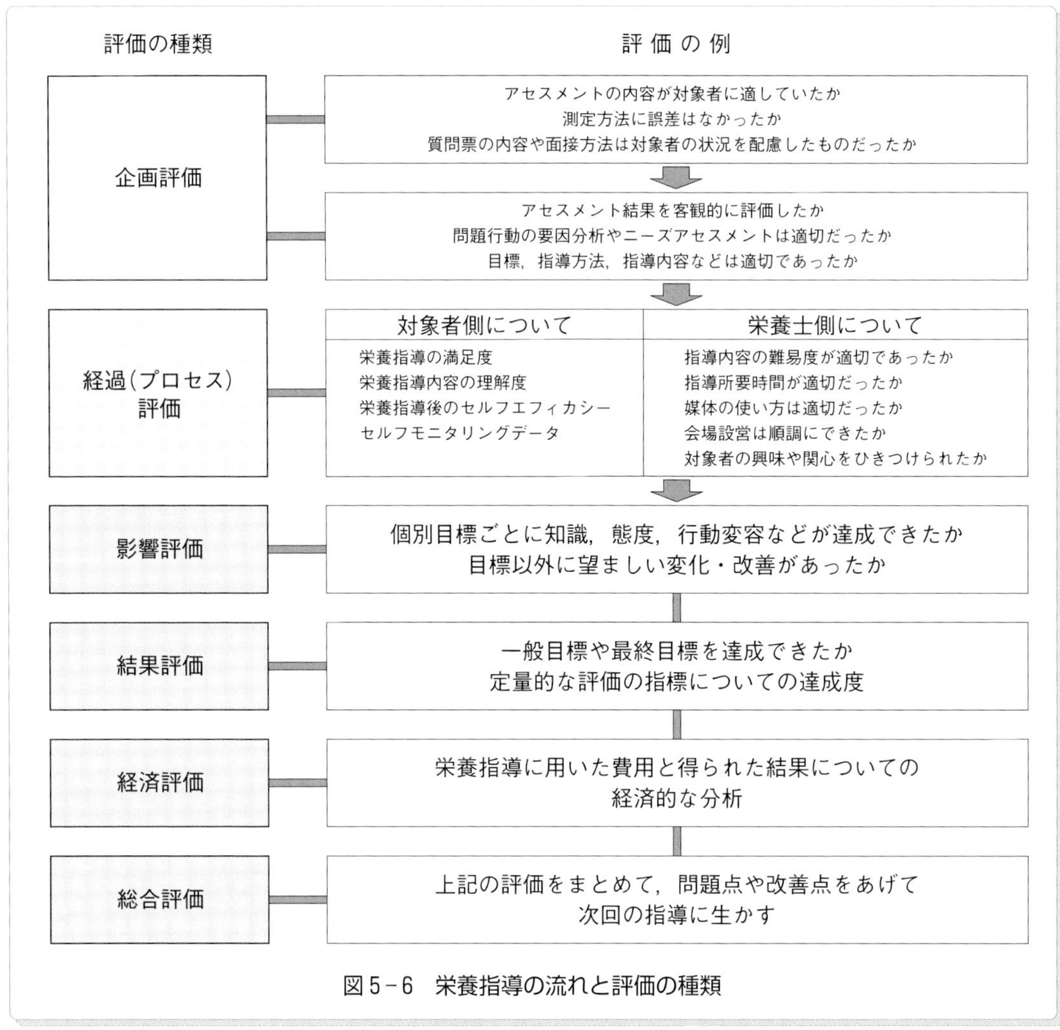

図5-6　栄養指導の流れと評価の種類

3．栄養指導の方法

栄養指導の方法は，「個別指導」と「集団指導」に分けることができる。栄養指導は対象となる個人，または集団の実態を「よく知ること」（アセスメント）が重要である。

アセスメント後に，指導計画の立案，実践（介入），評価，再計画（PDCAサイクル）に沿って行う。また，評価は対象者の行動変容や臨床の状態のみに対して行うのではなく，自らの栄養指導のあり方についても振り返り，改善することが求められる。個別指導，集団指導にはそれぞれメリット・デメリットがあることから，集団指導と個別指導を組み合わせて行うことで，より効果が得られる場合もある。

3.1 個別指導

（1）個別指導とその特徴

個別指導は，個々人の実態とニーズに沿ったきめ細やかな教育・指導が可能となり，問題解決にもっとも有効な方法である。対象者や家族が来訪するか，教育者・相談者が来訪して面接方式で行う。電話やＥメールでの栄養相談も，個別指導に含まれる。進め方としては，アセスメントを行い，身体の状況，心理状況，生活状況，食事や食物摂取状況などの健康や栄養の診断項目について，測定・検査・調査のデータや食事記録・質問票等に基づいて対象者の実態を十分に把握しておく必要がある。個別指導の場合，指導したい内容を一方的に伝えるのではなく，対象者からの訴えを傾聴する姿勢も求められる。例えば，調理技術の未熟さや調理環境，食事をとる時間など物理的環境の不備などがある場合は，対象者にとって指導が負担になることも考えられる。事前の診断項目では分からない細かい実情は，対象者との会話から情報を得て，対象が実行可能な方法で提示することが重要である。

基本的な食事教育は一般的または臨床栄養の知識により，献立の立て方，食事の量と内容，料理の組み合わせ，調理法，喫食時刻，食べ方や食べさせ方，味つけやかたさなど対象者の実態や状態に即し，きめ細かく行う。

（2）栄養相談

栄養相談は，個人やその家族からの相談を受けて，改善のための助言や指導を行うものである。疾患はないが現在の食生活に不安を抱いている対象者への助言，健康的なダイエットの指導，生活習慣病の予防や改善など，相談内容は多岐にわたる。また，内容によっては「個人的な悩み」であることも多いので，個人情報の漏洩などには十分に配慮が必要である。

相談に訪れた対象者が，栄養改善の対象者でないケースの場合，例えば，乳幼児の保護者からの授乳量や離乳に関する相談，あるいは，高齢者の介護に必要な栄養に関する相談等の場合は，対象者の状況・実態を丁寧に聴きとることが重要である。相談の内容によっては，栄養改善のみでは解決しないこともあるため，医療機関への紹介を行うなど，他の機関との連携を図ることも必要になる。また，そうしたケースでも，その後の対象者の状況を把握することが重要である。

基本的には，対象者のアセスメントに基づき，問題点を見つけ，身近な到達目標を決めて，一歩ずつ進め，適切なアドバイスを行う。指導終了後には，指導記録をつけ，前回からの改善状況と次回までの改善点を明示し，次回の指導日を約束する。栄養相談による個別指導の評価として，「対象者との間に信頼関係はできたか」，「対象者の実態は把握できたか」，「一方的な指導にならなかったか」などを確認する。再度アセスメントを行い，改善効果が認められるまで，長時間かかる場合もある。いずれにしても，対象者の気持ちに寄り添いながら，問題点あるいは悩みに対して，対象者が主体的に行動変容に向かえるような指導が望まれる。

3.2 集団指導

（1）集団指導とその特徴

集団指導は特定または不特定の集団について全体で行う指導方法である（特定集団は，同一の問題や課題・目的などをもつ人びと。不特定集団は一般の人びとをさす）。共通の目的をもった集団では，対象者同士の連帯感が生まれ，相互に励まし合い，改善効果を高めることができる。近年では，食生活の多様性も指摘されているため，集団指導においても個人差があることを念頭に置かなくてはならない。

（2）指導形態の分類

指導形態を分類すると表5－8のようになる。

以下にそれぞれの主なものをあげる。

1）講演会・講座

1人の講師がテーマについて対象者に講義を行う。多数の対象者に対して，教育的効果を上げる講演をするが，一方的である。

2）シンポジウム（講壇式討議法）

シンポジウムでは，テーマについて，専門の異なる3～5人の講師（シンポジスト）が各々の専門的な立場から意見を発表し，ある程度の問題点が出された後，司会者が講師の意見を総括し，司会者を通して講師と対象者との間で質疑応答が行われる。専門の異なる講師による講義であるので，テーマについて多面的な理解が得られる。

3）パネルディスカッション（陪席式討議法）

パネルディスカッションでは，テーマについて司会者が対象者の中から立場，経験，知識，意見などの異なる人をパネラーに選出する。司会者の進行でパネラー相互の討議が行われ，その後，対象者との質疑応答が行われる。最終的に司会者がまとめる。

4）フォーラム

・ディベートフォーラム（公論式討議法）：一つのテーマについて意見の相反する講師数人が講演を行う。その後，講師と対象者との質疑応答を行い，司会者がまとめる。

表5－8　指導形態の分類

指導形態	形　式	種　類
集団指導 一斉指導 グループ指導	講　義	講演会・講座
	集団討議	シンポジウム・パネルディスカッション・フォーラム（ディベートフォーラム：公論式討議法，レクチャーフォーラム：講演式討議法，フィルムフォーラム：媒体）
	グループ討議	座談会・バズセッション・6－6式討議法・ブレインストーミング
	その他	実演・ワークショップ・展示会・コンクール・ロールプレイング・体験学習
個別指導		個別相談・栄養カウンセリング・自己学習・通信教育・インターネット

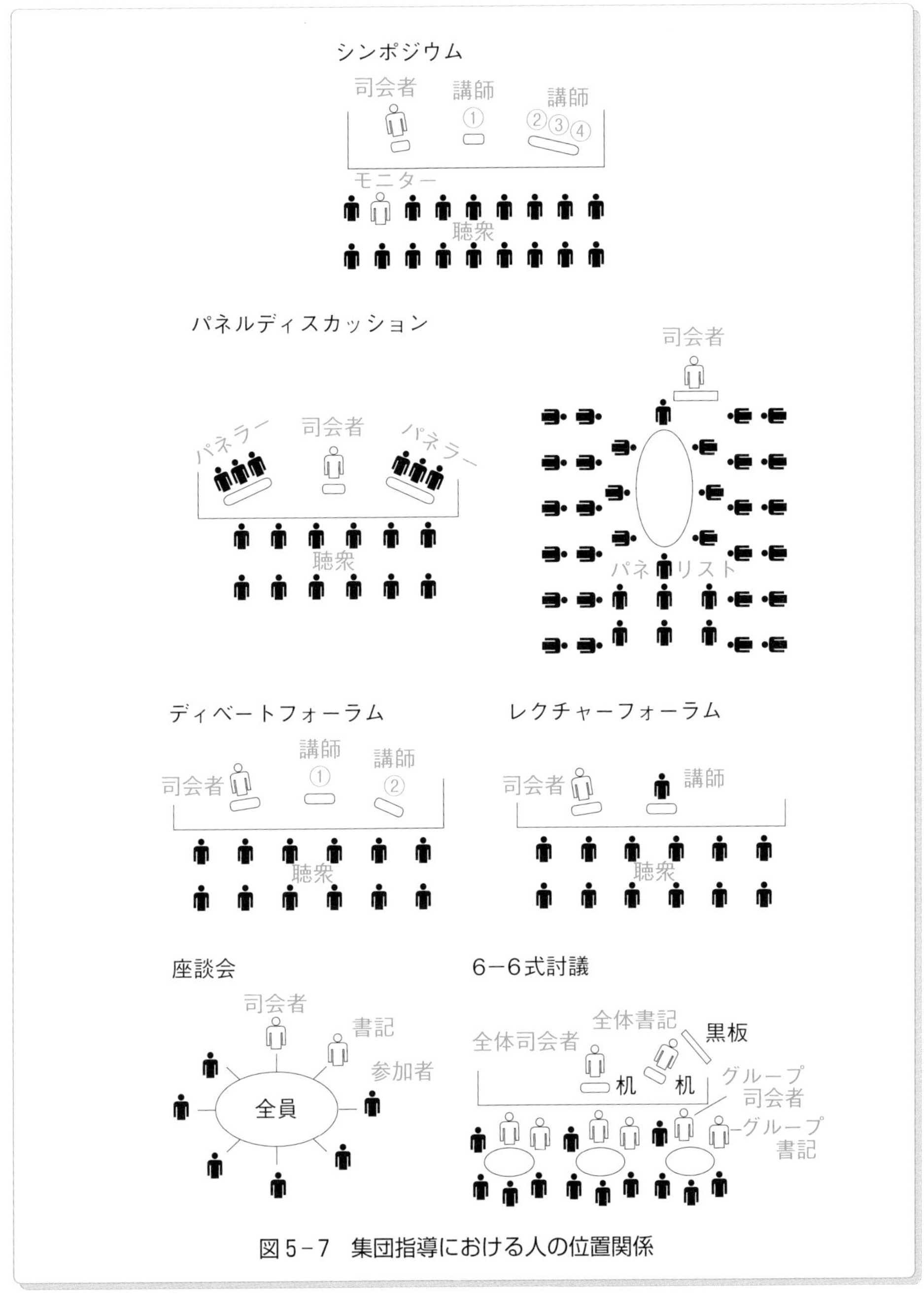

図５−７　集団指導における人の位置関係

・レクチャーフォーラム（講演式討議法）：テーマについて１人の講師が講義を行う。その後，講師と対象者が質疑応答や討論を行うことでテーマの理解が深まる。

・フィルムフォーラム：テーマに関する映画・ビデオ・スライドなどの媒体を見た後，討議する。対象者全員で考え討議することで，指導内容が定着する効果が期待できる。

5）座談会（円卓式討議）

座談会は対象者が輪になって座り，その中に司会者と書記を置く。司会者は全員が均等に発言できるように進行し，対象者は自由に討論する。最後に司会者がまとめる。

6）バズセッション

対象者を少人数のグループに分け，同一テーマについて各グループで討議するのがバズセッションである。その後，各グループの代表が意見を発表し，最終的に全体の司会者がまとめる。

7）6－6式討議法

対象者を６人ずつ１グループに分け，６分間同一テーマについて討議するので６－６式討議という。その後，バズセッションと同様，各グループの代表が意見を発表し，最終的に全体の司会者がまとめる。１人１分ずつ意見を出すことができ，各グループが同時に討議するので能率がよい。

8）ブレインストーミング

ブレインストーミングは司会者を置き，小集団で行う。対象者は一つのテーマについて自由な発想であらゆる角度から発言する。その内容について，ほかの対象者は批判したり，結論づけたりしない。新しいアイデアを得ることができる。

9）ワークショップ

ワークショップでは全体会でのテーマ説明の後，分科会に分かれ自由討議や体験学習を行う。その後分科会での報告を行い，全体会で意見をまとめる。対象者相互の意見を聴くことができ，教育者・指導者からの助言も得られる。

10）展　示　会

テーマに沿って対象者に訴えるような展示会をする。単なる陳列会にならないようにする。食品，調理器具，参考文献や資料，栄養・健康上のデータ，写真などを組み合わせて効果的に行うとよい。

11）コンクール

実際に競うことで関心や意欲を盛り上げる。献立，調理，買い物などさまざまなコンクールがある。

12）ロールプレイング（役割演技法）

テーマについて場面を設定し，数人の対象者がそれぞれ役割分担をして，具体的に即興寸劇を演じるのがロールプレイングである。その後，演者と観劇者が討議する。観劇者はそれぞれの役の心理状態や問題の解決点を感じたり，気がつきやすくなる。

13）体験学習（実験・実習・実演）

体験学習では教育者・指導者が課題について説明し，実演する。その後，対象者は実演に従って，用意された課程を行う。知識だけでなく，実際に体験したことで，深く理解することができ，行動変容につながりやすくなる。例えば，調理実習や試食会などは，調理技術を学ぶだけでなく，味覚や嗅覚からも情報を伝えることができるため，机上の学習では得られない効果がある。

第6章

栄養指導の実際

1．指導方法の選択

栄養指導の方法にはさまざまあるが，対象者の特性に合わせて選択する。その形態には個別指導と集団指導があり，指導・教育内容も多様であるので，各々の特徴（長所，短所）をよく理解し適切に選択する（第5章p.59～62参照）。

1.1　個別指導を選択する

個人の特殊なケースの指導・相談，解決しなければ先に進めない問題がある場合や，集団指導や教育が不可能な場合などは，個別の指導・教育が必要となり，面接や個別の演習が適している。マネジメントサイクルに沿って実施するが，カウンセリング技法を基本とした指導が適切である。

カウンセリングの原則は対象者(クライエント)に対して，指導者(カウンセラー)が問題となる食生活・生活習慣・健康に対する意識や考え方について気づかせるように支援することであり，一方的に指導したり，考えたりせずに，非言語的に「気づき」ができるような会話にもっていくことである。指導者に押しつけられるよりは自身で気づいて改善することが，もっともよい変容につながる。

1.2　集団指導を選択する

集団として求めるもの，悩みや関心が同じである場合などは，集団の指導・教育が適しており，指導・教育しやすく，少ない労力で指導効果を上げることができる。対象者のニーズをつかむことは必要かつ重要である。集団の意識を高め互いに改善意欲を上げ，改善策を教え合う，競い合う，よいアイディアが生まれるなど，指導効果をあげるようにする。いろいろな討議法（p.60表5－8参照）があり，指導目的，指導内容，対象者の特性などにより適したものを選択する。マスメディア(テレビ，ラジオ，新聞，雑誌，インターネットなど)を利用し，不特定多数人に伝えることもできる。

2．カウンセリングの理論と意義

人の食行動は，本能的な生命維持活動でもあるが，きわめて個人的・嗜好的な要素が大きく，社会文化的側面をももち合わせた複雑な行動である。このような食行動の特性から，食行動変容は，対象者にとって非常に困難で辛いものであることがわかる。行動変容を促すために栄養士はいかにして，対象者の考えや心中を読み取り，本当のニーズをとらえるかが大きな役割となる。そのために，栄養士はカウンセリングの理論や意義を理解して栄養指導を行わなければならない。人は時に本心とは裏腹な発言や行動を取ることもあるため，カウンセリングスキルが重要になるのである。

2.1　カウンセリングマインド

栄養士が栄養指導を行う際には，決して威圧的な態度や脅迫的な言動をしてはならない。栄養指導では，対象者が多く発言できるように，明るく話しやすい雰囲気をつくり，信頼関係が生まれるような話しかけが必要である（ラポールの形成）。そして，栄養士（カウンセラー）は，対象者（クライエント）の話をていねいに聴き取り，対象者が本心から行動変容しようという気持ちを引き起こさせるための支援や助言をする。それがカウンセリングマインドである。

2.2　カウンセリングの技術と応用

「話し上手は聴き上手」といわれるように，栄養指導においても対象者の話をていねいに聴き取る「傾聴」は必須のカウンセリングスキルである。そのためには，相づ

表 6－1　カウンセリング用語

用　語	概　要	例
傾　聴	言葉面を単に聴くのではなく，対象者の本心を真摯に聴き取る。	栄養士は聴き上手になり，対象者が話しやすくなる雰囲気をつくる。
受　容	評価や自己判断せずに，ありのままを素直に受け入れる姿勢。	「それはいけませんね」などと評価や批判をしない。
共感的理解	対象者の感じ方や気持ちなどの感情面を理解する。	「食事制限のつらい気持ちはよくわかります」
非言語的表現	表情や口調，視線や態度などから心理状態を察知する。	口調が強まったときや，顔色が変わったときなどを見逃さない。
繰り返し	発言の中から，事実よりも感情を表現する言葉を繰り返すこと。	「仕事が忙しくてつらい」→「お忙しいのですね」ではなく「おつらいのですね」と感情部分を繰り返す。
要約・明確化	話し下手な人や，自分の気持ちをうまく表現できない人の発言を受けて要約や明確化すること。	「つまり～ということでしょうか？」「すると，～のようなことが考えられませんか？」
開かれた質問	YesやNoで答える質問ではなく，様子や気持ちを表現できる質問。	「どのようにお考えですか？」「どんなものがお好きですか？」
カタルシス	栄養士を信頼できると感じたときに，心を開いて，秘められていた感情があふれ出すように話し出す。	

ちやうなずきなどを適度にタイミングよく入れるとよい。そして「栄養士が自分のことを理解してくれている」という安心感を対象者に抱かせるために，① 対象者からの発言に対して評価や自己判断をしないであるがままを受け入れる「受容」，② 対象者の感情や考え方などについても理解する「共感的理解」の二つが必要である。

対象者の話の中に，感情的な発言が出たときには「繰り返し」をすることも「共感的理解」につながる。しかし，話し下手の対象者や，感情がこみ上げてきて，とりとめもない話になったときには「要約・明確化」で栄養士が内容の整理をする。また，質問を投げかける際には「開かれた質問」で，対象者自身の思いを自由に表現できるようにする。これらによって感情的な問題を開放し，問題解決に至る「カタルシス」の機会をつくることができる。

カウンセリングの際に用いられる用語を表6－1にまとめた。

2.3 特定保健指導における個人・家族・小集団面談の流れ

特定保健指導における個別支援の主な流れは図6－1のとおりである。

栄養士の自己紹介や来談に対しねぎらいの言葉をかけることから始まり，面談の所要時間などの説明，健診結果の説明等により保健指導の同意を取る。この間には，信頼関係を構築するための雰囲気づくりに留意する。

その後アセスメントを実施し，生活習慣を振り返りながら気づきを促し健康行動への意思決定へと運ぶ。この際には，質問攻めになりやすいので注意が必要であり，対

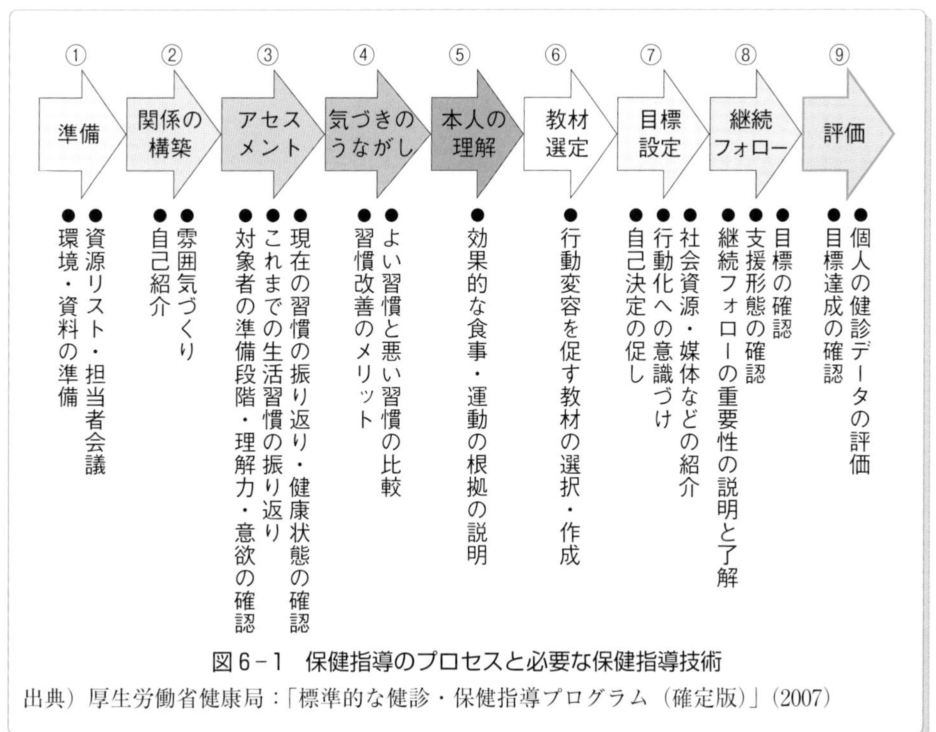

図6－1　保健指導のプロセスと必要な保健指導技術

出典）厚生労働省健康局：「標準的な健診・保健指導プログラム（確定版）」(2007)

象者の考えや意思を尊重しつつ食事や運動習慣の改善と生活習慣病との関連について教材を用いながら理論的な説明をする。そして，目標設定の内容に応じて行動化への意識づけと社会資源・媒体などの紹介により，行動に移行できる支援をする。さらに，行動の継続のためのセルフモニタリング資料の配布等によりモチベーションを維持するための継続フォローも行う。

3．行動科学と栄養指導

3.1　行動科学理論

栄養指導は，個人個人の身体状況や食生活状況，思考，環境などを考慮して実施しなければならない。しかし，人の行動は千差万別でありそれぞれに対応した栄養指導を立案することには限界がある。行動科学理論は，人の行動について法則を明らかにしたものであり，行動科学理論を用いて行動をある程度予測することにより，栄養指導の方法や内容を検討しやすくなるのである。

（1）ヘルスビリーフモデル

ヘルスビリーフモデルは健診受診率を上げるために考えられたモデルであり，行動変容の動機づけに有効である。「疾病の深刻さ」を知り，「自分もその疾病にかかる可能性がある」と認識することで「疾病への危機感」を抱く。その危機感を回避するために，健康的な行動へ変容することがよいか（有用性），それを実践するためのさまざまな障害のほうが大きいか（負担・障害）を天秤にかけて推し量り，メリットが打ち勝つことで行動変容につながるのである（図6－2）。

（2）行動変容段階モデル

行動の変化が生じる過程には段階があり，段階ごとに行動・認知・心理が異なることから，対象者がどの段階に位置しているかがわかると栄養指導の方法や内容を検討しやすくなる。行動変容段階モデルは特定保健指導でも用いられているモデルであり，アセスメント項目に加えられることも多い。

段階は次の五つに分けられるが，つねに一方向に進むとは限らず，進んだり戻ったりを繰り返しながら（らせん状）行動変容に向かうものである（図6－3）。

（3）社会的学習理論・社会的認知理論

人間の行動は，個人の要因・行動・環境の三つが相互に影響し合うことで決定されるという考えがもとになっており，さまざまな行動科学用語が含まれる理論である。

1）観察学習（モデリング）

人は，自分自身が実際に体験しなくても，他人が体験している状況やその成功を見て，間接的に学ぶことができる。

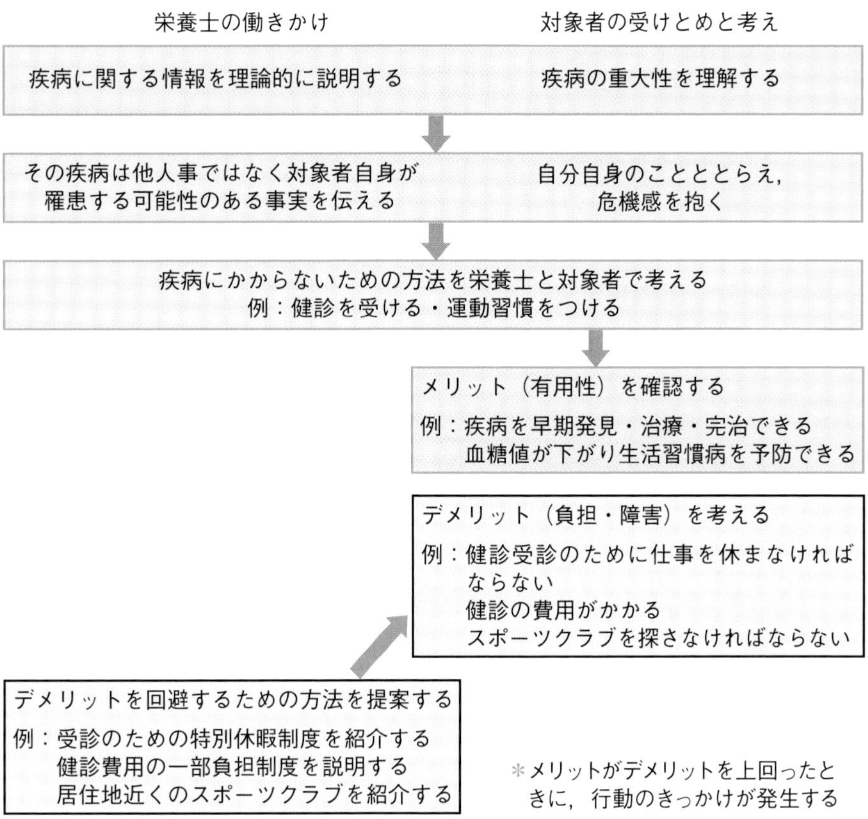

栄養士の働きかけ
対象者の受けとめと考え
疾病に関する情報を理論的に説明する
疾病の重大性を理解する
その疾病は他人事ではなく対象者自身が罹患する可能性のある事実を伝える
自分自身のこととととらえ，危機感を抱く
疾病にかからないための方法を栄養士と対象者で考える
例：健診を受ける・運動習慣をつける
メリット（有用性）を確認する
例：疾病を早期発見・治療・完治できる
血糖値が下がり生活習慣病を予防できる
デメリット（負担・障害）を考える
例：健診受診のために仕事を休まなければならない
健診の費用がかかる
スポーツクラブを探さなければならない
デメリットを回避するための方法を提案する
例：受診のための特別休暇制度を紹介する
健診費用の一部負担制度を説明する
居住地近くのスポーツクラブを紹介する
＊メリットがデメリットを上回ったときに，行動のきっかけが発生する

図６－２　ヘルスビリーフモデルを用いた栄養指導の例

無関心期（前熟考期）
関心期（熟考期）
準備期
実行期
維持期
6か月以内に行動変容する意志はない
6か月以内に行動変容する意志がある
1か月以内に行動変容する意志と考えがある
明確な行動変容が起こっている
明確な行動変容が6か月以上続いている

図６－３　行動変容段階モデル

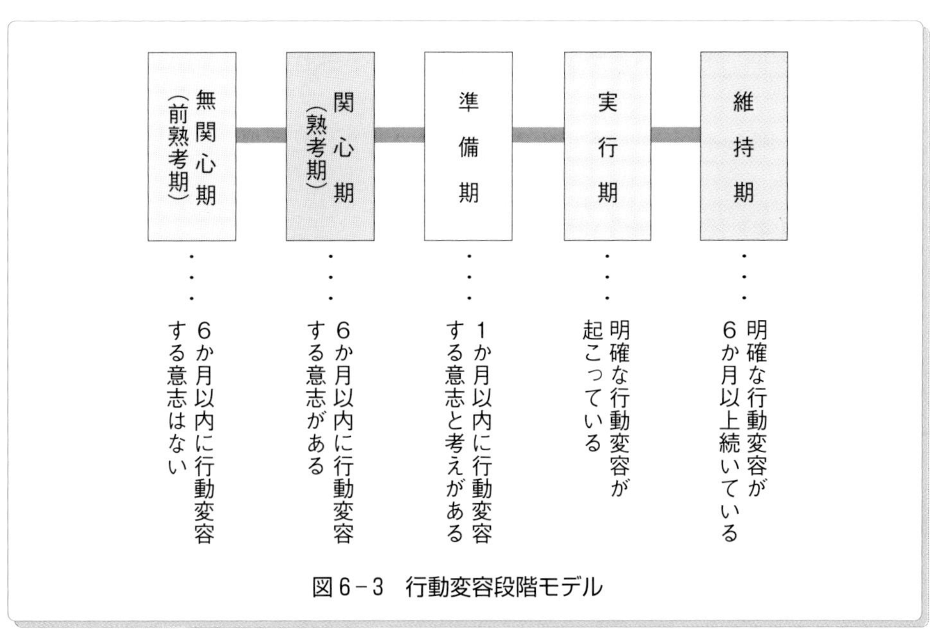

例：友人が減量に成功し，健診結果も良好になったのをみて，自分自身も減量にチャレンジしようと決心する。

2）自己効力感（セルフエフィカシー）

「自分はやればできる」と自信を実感することであり，行動変容にはもっとも重要な条件でもある。忍耐強く頑張ったことで成功したときや，身近な人が成功した姿をみたとき，周囲の人から効果を認められたときなどに生じる。

3.2　行動変容技法

（1）オペラント強化法

行動 → 快感（褒美）→ 再行動　あるいは　行動 → 不快感 → 行動を止める等の意識的な行動の中で，この快感または不快感を強化子といい，快感は正の強化子，不快感は負の強化子という。オペラント強化法は健康にとって望ましい行動を取った後に正の強化子を意図的に生じさせると，その望ましい行動が繰り返されることを利用する技法である。

例：運動が1か月続いた → 服を買う → 服が買えてうれしいので，また運動する。

（2）セルフモニタリング

自分の行動を自分で記録するセルフモニタリングで，自分自身を自己観察して自己評価，自己強化できるようになることである。

例：食事記録，運動記録，飲酒記録

（3）刺激統制法

食行動を引き起こす先行刺激には，時刻，場所，食べ物の匂い，TV，広告，空腹，疲労，不安，孤独感などさまざまある。これらをできる限りなくすことを刺激統制法という。

例：決まった場所で決まった時間に決まった食器で食べる。

（4）反応妨害法・習慣拮抗法

食行動を取ろうとしたときに，まず5分か10分食べずに我慢することを反応妨害法という。しばらく我慢することで食行動への欲求がおさまる場合がある。しかし，我慢だけではつらいので，気分転換できる行動，食行動を両立しない行動（散歩，シャワー，歯みがき）などに置き換えることを習慣拮抗法という。

（5）認知再構成法

非現実的な目標設定や，ちょっとしたつまずきを取り返しのつかない重大事のように受け止めるなど不適切な考え方に気づかせて，ポジティブな方向への発想転換を促すために，紙に書いたり，声に出したりして意識的に考えるように仕向けることを認

知再構成法という。

（6）社会技術訓練

社会技術訓練とは，目標としている食行動変容を妨げる場面を想定して，断り方や回避の方法，コミュニケーション技術などをロールプレイングなどで訓練することである。

例：飲酒を勧められたときの断り方

（7）再発予防法（再発防止訓練）

再発しやすい条件をあらかじめイメージし，どう対処したらよいかを想定しておく技法を再発予防法という。

例：2kg太ったらリバウンドのサインとし，減量を再開する。

4．教材・媒体

教材は，テキストや投影される画面など，学習内容を習得するための手段である。一定の教育目標に従って系統立てられた内容に沿って学習内容が理解できる。また，教育内容に興味と関心を深めさせ，集中力を高めること，学習者に考えさせることができる。

媒体は，教育目標をより深く，正しく，わかりやすく教えるための媒介となるもので，視覚や聴覚に訴え学習者に対して教育内容を理解させやすくするための補助手段として活用する。つまり，媒体は学習者に興味と関心をもたせ，動機づけを高める。そして，学習者相互の思考を高めて教育効果を高めることができる。

1）情報提示媒体

① 黒板・ホワイトボード：もっとも身近にある媒体で，文字を書くだけでなく，図表を書いたり磁石で張ったり，チョークの色でわかりやすく表現できる。

② 電子黒板：ホワイトボードに書いたものをそのまま用紙に縮小コピーすることができ，資料にできる。プロジェクター機能も備えている。

2）印刷媒体・教材

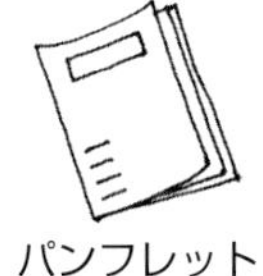

パンフレット

リーフレット

① テキスト：新聞，雑誌，教科書，参考書籍などであり，問題点に関する内容や，それを取り巻く条件を知り，改善のための実践計画を考える。

② パンフレット・リーフレット：パンフレットは数ページの小冊子，リーフレットは1枚刷りものをいう。テーマや対象者に合わせた内容とし，文章や言葉遣いは誰にでもわかるようにする。図表，写真，絵，カットなどを利用して，見やすく，わかりやすさに重点を置く。また，内容が盛りだくさんにならないようにする。

③ カード・卓上メモ：文字や絵，数字などを厚紙に印刷したカードや食堂のテー

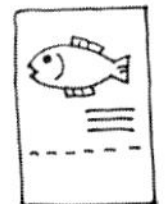
カード

ブルの上のカード立てに置く卓上メモは，喫食者の注意を引くように作成する。食事内容，栄養，健康，衛生など伝えたいことがわかりやすく表現されると効果的である。

④ 給食だより：保育所，学校や事業所給食などで，事前に給食の献立や栄養に関する情報などを盛り込んで定期的に配布する印刷物。

3）映像媒体

① 映画・テレビ・ＶＴＲ・ビデオ・DVD・ブルーレイディスク：動画は動きがあるので物語性を活用して訴えることができ，理解しやすい。多人数の集団に対して情報が伝えられ，ＶＴＲ，ビデオ，DVDなどは繰り返し再生することができる。忘れやすいこともあるが，視聴後，話し合いの場をもつフォーラム形式を組み入れると効果が上がる。

② スライド・パワーポイント・OHP：静止画による媒体。見やすく，理解しやすい。年齢，職業等対象者の状況，会場の設備等により適しているかの検討が必要である。スライド・パワーポイントは多人数に同時に情報を伝達でき，特にメディアに慣れている対象者にとって有用である。室内を暗くするので，「メモがとりにくい。対象者の反応がわかりにくい。」などの問題がある。

オーバーヘッドプロジェクター（OHP）は明るい場所でも鮮明に拡大画面が見られる。必要に応じて，その場で書き込むことや，重ね合わせて視覚的効果を上げることもできる。

4）聴覚媒体

① ラジオ：集団に対して短時間に情報伝達できる。

② ＣＤ：どこでも繰り返し聴くことができる。

5）掲示・展示媒体

① 実物・模型：実物や模型は具体的な実感がわき，食事調査や食事指導に有用である。試食をできるものは，味覚・嗅覚・触覚などで確認できる。

② ポスター・パネル：遠くからでも見えるように文字を大きくし，最低限伝えたい情報をのせて訴える。一目で注意を引くような図表や絵を用いて印象的にする。

③ 写真・図表：実物を見せることのできないものは，写真を示すことで真実性が増す。食品，料理の実物大の写真は栄養指導の際にも使用される。また，図表を示すことで実態や状態が言葉だけで表現できない場合，視覚的に理解しやすくできる。

6）演示媒体

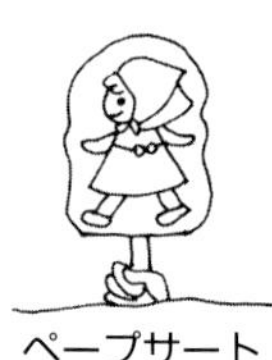
ペープサート

① 紙芝居・人形劇・ペープサート：幼児や児童，高齢者などを対象に使うことが多く，楽しい雰囲気を得る。子どもの発達段階に応じた内容，ストーリーにすることで，興味や関心を高めることができる。

② 実演（調理実習・実験実習）：参加者が実習する場合とデモンストレーションの見学の場合がある。いずれもわかりやすく理解しやすいが，施設・設備が必要で

ある。

③ フランネルボード：フランネル，ビロードのように毛羽立った布やスチール黒板を用いる。相互にくっつく教材や磁石などを利用し，話の進行に合わせて，文字，図，絵などを貼りつけながら説明をする。子どもを対象とした場合に効果的で，対象者に貼らせるなどの参加型の教育にも取り入れられる。

フランネルボード

7）情報処理媒体

① インターネット・ウェブサイト：ホームページやメールマガジンなどから多くの情報を得ることができる。また，多人数と情報交換することができる。

8）そ　の　他

① かるた・うちわ・パズル・クリアファイル：生活の中で，なにげなく食生活の知識や情報を身につけたり，遊びの中で養うことができる。

5．プレゼンテーション技術

プレゼンテーションとは，ある目的のため教育者のもっている知識や考え方を学習者に正しく伝え，その結果，判断や意思決定を促し，行動変容に導くことである。プレゼンテーションには，事前準備が大切である。目的を明確にし，「いつ（when）」，「どこで（where）」，「誰が（who）」，「誰に（whom）」，「何を（what）」，「どのように（how）」を整え，適切な教材を用いて，効果的なプレゼンテーションを行うことで，集団に対する教育効果を上げることが期待される。パワーポイントを用いたプレゼンテーションは，視覚と聴覚からスムーズに情報を得ることができて理解しやすいと考えられるが，スムーズに情報が入ることにより，その場では理解できたような気持ちになるが，実際には理解していない，行動変容までには結びつかないことも懸念される。単に情報を得るだけではなく，学習者に考えさせる，書き込みをさせる，振り返りを行うなどの学習活動を取り入れることにより，対象者の記憶に残り行動変容につながるように工夫することも必要である。

5.1　対象者（聞き手）の分析

聞き手の数，男女比，年齢層，ニーズ，知識の程度や理解力，時間，会場などを把握し，プレゼンテーションの組み立てを行う。

5.2　話し方のポイント

① 声の大きさ：全員に聞こえるように話し，語尾が小さくならないようにする。

② 話す速度・話の間・声の強弱と高低：速すぎず，遅すぎず，適度に抑揚をつけて，聴きやすいように意味ある間を入れて話す。原稿をそのまま読まない。

③ 話の構成：導入，展開，まとめに沿うと聴きやすい。要点や結論は明確にし，正確な言葉でわかりやすく話す。メリハリをつけ，重複をなくし，説明のもれが

ないようにする。対象者にも考えさせるため疑問を投げかける。結論を先に述べ結論に至る経緯に興味をわかせる。初めに「話すポイントは四つあります。ひとつは…」のように数を示しながら話すこともよい方法である。必要なところでは科学的根拠（エビデンス）を入れて話す。

④ 聴き手の反応：聴き手の目を見て話す。聴き手に合った話し方や話の内容であるか，聴き手の表情や反応を把握してユーモアやボディランゲージを交えて臨機応変に対応する。

5.3 プレゼンテーションの指導例

目　標：朝食の重要性について学んでいる短期大学生1年生に自分の朝食を見つめ直させる。

1）事前準備：あらかじめ身体計測，アンケートで情報を得る

① **実施予定**　対象者：短期大学生1年生45名（自宅生41名，寮生4名）
時　間：90分　　場　所：教室

② **身体計測，アンケート調査結果**

・身長・体重・BMI・体脂肪率：平均身長158.5cm，平均体重54.1kg，BMI21.5，体脂肪率25.5%，肥満度－2.0（隠れ肥満傾向）

・平均睡眠時間：6時間　朝食時間：2～30分　アルバイト：68%が実施

2）ね　ら　い

1日の活動源となる朝食はバランスよく，しっかり食べる必要があることを学んでいる短期大学1年生(栄養士専攻)の実態を明らかにし，再度朝食の重要性を学び直す。そのうえで自分の食生活改善の意欲づけを行い，生活習慣の見直しを行う。

3）授　　業（図6－4）

① 朝食の働きを考える。

② 子どもを対象とした食育運動，国民健康・栄養調査結果などから日本人の朝食状況を把握する。

③ 事前のアンケートで得た対象者の朝食と生活の実態について考える。

④ 自分の朝食を振り返る。

⑤ どうすれば改善できるか検討する。

①～③はプレゼンテーションを行い，④⑤については全体で話し合い，改善計画を一人ひとり提出した。その後1週間の朝食の記録から改善を試みた点，完全に改善できた点，実行できない課題を提出した。

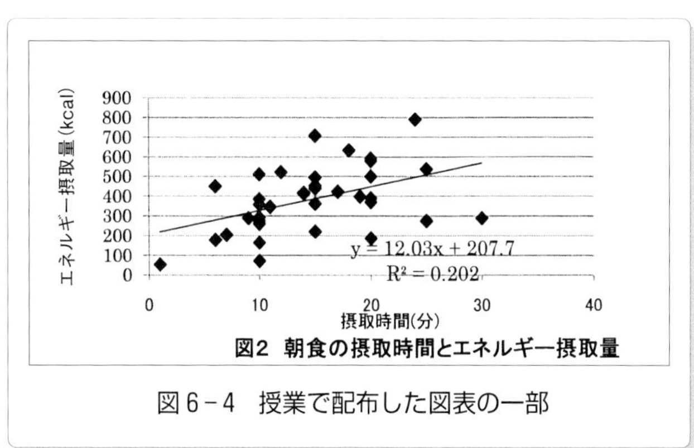

図6－4　授業で配布した図表の一部

4）成果と課題

① 今までより早起きをして，朝食時間が10分延び，「主食とおかず」のように1品増えた。

② 依然自宅で不完全な朝食(お菓子や飲み物だけ)をとる学生がいた。10時30～40分(1時限と2時限の間の休憩時間)におにぎりや菓子パンをとる傾向が出てきた。

③「よくかんで」や「食品数を増やす」，「主食＋副菜＋主菜」についてはこれからも地道な努力が必要であり，家族の協力が不可欠であると考えられる。

5）「個」に応じた食生活指導

特に一人暮らしの学生ではアルバイトやレポート作成などで夜遅くまで起きている際に，夜食(主にお菓子)をとるなどの生活の乱れがみられた。食生活改善は頭で理解しても実際には無理と考える学生が多いので，個人指導を行う。無理のない改善計画を提出してもらう。

6．コミュニケーション技術

コミュニケーションの語源は「分け合う，共有する」である。したがって，コミュニケーションは，単に何かを伝える（情報伝達）だけではなく，互いに理解し合うために，心や気持ちを通い合わせ，意志の疎通を図ることが求められる。

コミュニケーションには，文字や言葉を用いて意志の疎通を図る言語コミュニケーションと，表情や身振り手振りなどのいわゆるボディランゲージを用いる非言語コミュニケーションがある。栄養士・管理栄養士の栄養指導（相談）においては，非言語コミュニケーションが重要となるケースも頻繁にある。

コミュニケーションの対象が不特定多数集団の場合はマスコミュニケーション，個人レベルの際はパーソナルコミュニケーションとなる。マスコミュニケーションは，一般的には一方向的な情報伝達であるのに対して，パーソナルコミュニケーションは双方向的なコミュニケーションが可能となる。

コミュニケーション能力を高めるためには，カウンセリングテクニックやコーチングスキルを習得することが早道となる。また，栄養士・管理栄養士は，栄養指導（相談）において健康づくりをサポートする際に対象者を指示に従わせるコンプライアンスではなく，対象者を主体的に行動させるアドヒアランスが重視されるコミュニケーション能力が求められる。

コミュニケーションを円滑に行うためには，栄養指導（相談）の対象者への良好な印象形成に努め，第一印象に大きく影響する身体のチャンネルとして，身だしなみの三原則（清潔，上品，控え目）に留意し，安心感を与える笑顔を心掛ける。声のチャンネルでは，話の抑揚やスピード，声のトーンや強弱・滑舌に留意する。言葉のチャンネルとしては，言葉選び，言葉遣い，話の内容・構成に留意する。

第7章 栄養指導に必要な基礎事項

1. 日本人の食事摂取基準

1.1 基本的な考え方

日本人の食事摂取基準は，栄養業務に必要とされるもっとも基礎となるガイドラインの一つであり，5年ごとに改定される。2020年版では，エネルギーおよび34種の栄養素について策定された。策定方針は，健康保持・増進，生活習慣病の一次予防，生活習慣病の重症化予防に加え，高齢者のフレイルと低栄養への予防を視野に入れた（図7－1）。このことにより，対象者は，健康な個人ならびに集団に加え，生活習慣病（高血圧，脂質異常，高血糖，慢性腎臓病）を有していても，BMIが著しく外れていない者，フレイルや低栄養の危険性があっても，ほぼ自立した日常生活を営む者である。「対象特性」と「生活習慣病とエネルギー・栄養素の関連」が追加された。ただし，疾患に関連する治療ガイドライン等が必要な場合は，栄養管理指針に準拠する。なお，身体活動が大きく異なる場合は，注意を要する。

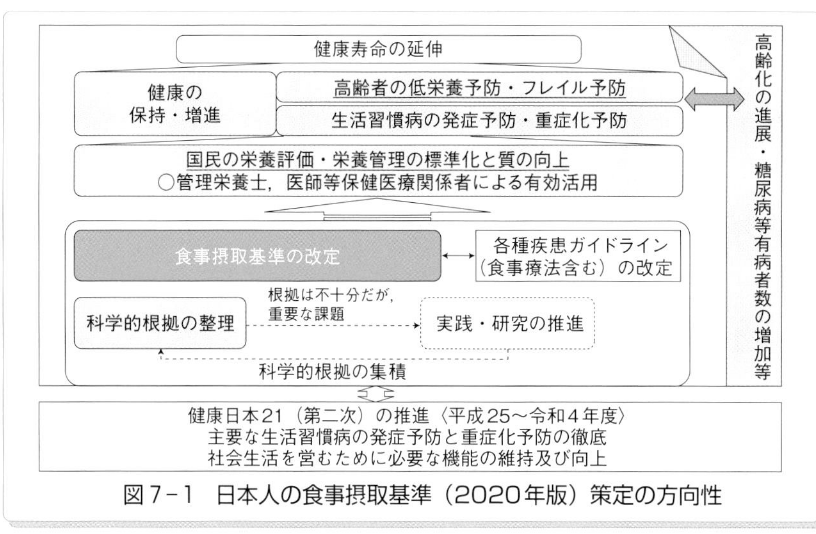

図7－1 日本人の食事摂取基準（2020年版）策定の方向性

1.2 活用の基本的な考え方

食事改善に食事摂取基準を活用する場合は，PDCA（計画→実施→検証→改善）のマネジメントサイクルに基づく活用を基本とする（第5章p.46～47参照）。活用にあたり，PDCAサイクルに入る前の，食事状況のアセスメントを重要視する。栄養指導計画立案の前に食事調査を実施し，エネルギー・栄養素の摂取量について，食事摂取量と食事摂取基準の各指標で示される値との比較を行う。エネルギーの過不足の評価はBMIまたは体重変化量を用いる。食事調査では，過小評価・過大評価，日内変動の二つの誤差に注意する。

栄養素も摂取源は，経口摂取される通常の食品を基本とする。耐容上限量では，健康食品やサプリメントを含む。

（1）年齢区分・体位（身長，体重）

乳児から成人の年齢区分はこれまでの区分とし，高齢者は65～74歳と75歳以上の二つに区分する。体位は，性・年齢区分別の正常な発育および健康とされる平均的な日本人を想定し設定された参照体位を用いる。参照体位は性および各年代区分の中央値である。

（2）エネルギー

1）エネルギー収支バランス（エネルギー出納バランス）

エネルギー収支バランス（エネルギー摂取量と消費量のバランス）において，エネルギー摂取量がエネルギー消費量を上回れば体重は増加し，下回れば体重が減少する。成人の場合，エネルギー収支をゼロとする習慣的なエネルギーの摂取量と消費量であれば，現状の体重が維持される。食事調査より得られたエネルギー摂取量と消費量の過大・過小評価を避けるためにも，目標とするBMIを用い，エネルギーの必要量を検討する。個々の現場では，摂取量のアセスメントではなくBMIの変化を指標とし，より正確で実用的なエネルギーの摂取基準値とする。重症化予防の観点からは，体重の減少率と健康状態の改善状況を評価しながら調整する。

2）目標とするBMIの範囲

表7-1　目標とするBMIの範囲（18歳以上）

年齢（歳）	目標とするBMI（kg/m^2）
18～49	18.5～24.9
50～64	20.0～24.9
65～74	21.5～24.9
75以上	21.5～24.9

出典）厚生労働省：日本人の食事摂取基準(2020年版)

健康的な体重の考え方に，総死亡率が最低となるBMIを導入した。18歳以上は，この考えに基づき，健康維持，生活習慣病やフレイルの発症予防を配慮した観点から，目標とするBMIの範囲（表7－1）が設定された。

3）推定エネルギー必要量

エネルギー必要量は，「ある身長・体重と体組成の個人が，長時間に良好な健康状態を維持する身体活動レベルの時，エネルギー消費量との均衡が取れるエネルギー摂取量」，短期間の場合は，「そのときの体重を保つための適当なエネルギー」とWHOの定義に従い策定された。エネルギー必要量は「適正」という考え方となる。エネルギー必要量の正確な測定方法は，二重標識水法であるが，価格，特殊な装置の必要性など測定の一般化は困難とされる。そこで，推定できるエネルギー量（推定エネルギー必要量）として成人は下記の式より，性別・年齢区分別に策定された。

推定エネルギー必要量（kcal/日）＝

基礎代謝基準値（kcal/kg体重/日）×参照体重（kg）×身体活動レベル

小児，乳児，妊婦，授乳婦は成長や妊娠継続，授乳に必要なエネルギー量を付加する。身体活動の強度を示す指標はメッツ値（座位安静時代謝量の倍数）である。身体活動レベルⅠ（低い）の対象者は，まず身体活動量を増加させ，それに見合うエネルギー摂取量とする。

（3）栄養素の指標（図7－2）

栄養素の指標となる摂取量は，摂取不足による欠乏症の回避としては，推定平均必要量（estimated average requirement：EAR），推奨量（recommended dietary allowance：RDA），目安量（adequate intake：AI）である。推奨量は推定平均必要量が求められた栄養素に対して設定され，理論的に推奨量は，推定平均必要量×（1＋2×変動係数）＝推定平均必要量×推奨量算定係数で算出する。過剰摂取による健康障害の予防としては，耐容上限量（tolerable upper intake level：UL）である。理論的に耐容上限量とは「健康障害が発現しないことが知られている」量である。生活習慣病の回避を目的として目標量（tentative dietary goal for preventing life-style related diseases：DG）が策定された。

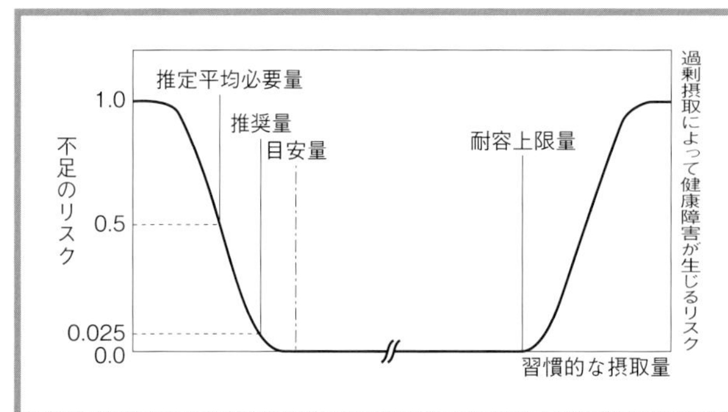

図7－2　食事摂取基準の各指標（推定平均必要量，推奨量，目安量，耐容上限量）を理解するための概念図

1）たんぱく質

1歳以上では，窒素出納で得られたたんぱく質維持必要量（0.66g/kg体重/日）に，利用率（1～17歳70～85%，18歳以上90%）で補正した値をたんぱく質必要量の推定平均必要量とした。推奨量は，推定平均必要量に推奨量算定係数（1＋2×12.5%）を乗じて算出された。小児の推定平均必要量はたんぱく質維持必要量と成長に伴い蓄積されるたんぱく質蓄積量を加味するため要因加算法により算定され，推奨量算定係数（1.25）を乗じて推奨量を算定する。

2）脂　　質

脂質（%エネルギー）と飽和脂肪酸は目標量，n－3系とn－6系脂肪酸は目安量が策定された。コレステロールでは，脂質異常症予防として，冠動脈疾患に関与するトランス脂肪酸の望ましい摂取について，飽和脂肪酸の表の脚注に記載された。

3）エネルギー産生栄養素バランス

エネルギーを産生する栄養素，すなわち，たんぱく質，脂質，炭水化物（アルコールを含む）とそれらの構成成分が総エネルギー摂取量に占める割合（%エネルギー）

として，エネルギー産生栄養素バランスの目標量が，1歳以上に策定されている。ただし，アルコールからのエネルギーは推奨するものではなく，飲用した場合である。エネルギーの換算係数は，たんぱく質，脂質，炭水化物はそれぞれ4，9，4kcal/gを用い，アルコールは7kcal/gとする。

4）ナトリウム（食塩相当量として）

1歳以上には食塩の目標値が策定された。15歳以上の男性7.5g/日未満，女性6.5g/日未満である。高血圧および慢性腎臓病では6.0g/日未満を目標とする。

（4）食事改善を目的とした食事摂取基準の活用

1）個人に対する活用（図7－3）

食事摂取状況のアセスメントを行い，個人の摂取量から摂取不足や過剰摂取の可能性を推定する。その結果に基づいて，食事摂取基準を活用する。摂取不足や過剰摂取を防ぎ，生活習慣病の発症予防のための適切なエネルギーや栄養素の摂取量について目標とする値を提案し，栄養教育ができる食事改善の計画・実施につなげる。対象者の生活環境や生活習慣も把握しておく。

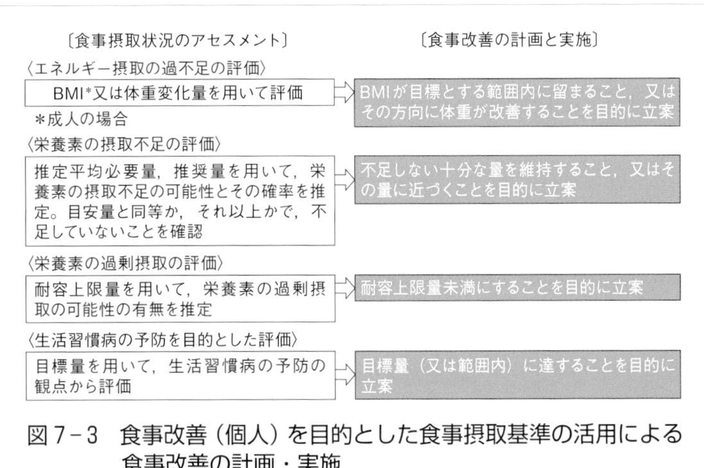

図7－3　食事改善（個人）を目的とした食事摂取基準の活用による食事改善の計画・実施

〔食事摂取状況のアセスメント〕　〔食事改善の計画と実施〕

〈エネルギー摂取の過不足の評価〉

BMI*の分布から，目標とする範囲外にある人の割合を算出 → BMIが目標とする範囲内に留まる人の割合を増やすことを目的に立案

*成人の場合

〈栄養素の摂取不足の評価〉

摂取量の分布から，推定平均必要量を下回る人の割合を算出。摂取量の中央値と目安量を比較することで不足していないことを確認 → 推定平均必要量を下回って摂取している人の割合をできるだけ少なくすること，目安量付近かそれ以上であれば，その摂取量を維持することを目的に立案

〈栄養素の過剰摂取の評価〉

摂取量の分布から，耐容上限量を上回る人の割合を算出 → 集団内のすべての人の摂取量が耐容上限量を超えないことを目的に立案

〈生活習慣病の予防を目的とした評価〉

摂取量の分布から，目標量を用いて，目標量の範囲を逸脱する人の割合を算出 → 目標量（又は範囲）を逸脱して摂取している人の割合を少なくすることを目的に立案

図7－4　食事改善（集団）を目的とした食事摂取基準の活用による食事改善の計画・実施

2）集団に対する活用（図7－4）

食事摂取状況のアセスメントを行い，集団の摂取分布から，摂取不足や過剰摂取の可能性がある人の割合などを推定する。その結果に基づいて，食事摂取基準を用いる。摂取不足や過剰摂取を防ぎ，生活習慣病予防のために必要とされるエネルギーや栄養素の摂取量について目標とする値を提案，モニタリングをし，食事改善の計画・実施につなげる。なお，集団における栄養素の指標には，推奨量ではなく，推定平均必要量や目安量を用いる。

2．食生活指針と食事バランスガイド

2.1　食生活指針の変遷と内容

（1）食生活指針（2000年）

厚生省（現・厚生労働省）では，国民一人ひとりが食生活改善に取り組むよう，1985（昭和60）年に「健康づくりのための食生活指針」（巻末p.153付表1参照）を策定し，さらに1990（平成2）年には個々人の特性に応じた具体的な食生活の目標として，対象特性別の指針（巻末p.153～154付表2参照）を策定してきた。

しかし，近年の日本における食生活は，健康・栄養についての適正な情報の不足，食習慣の乱れ，食料の海外依存，食べ残しや食品の廃棄の増加等により，栄養バランスの偏り，がん・心臓病・糖尿病などの生活習慣病の増加，食料自給率の低下，食料資源の浪費等の問題が生じている。この中で，食生活の改善はますます重要となっている。これらの趣旨を踏まえ，国民が日々の生活の中で「何をどれだけ，どのように食べたらよいのか」を具体的に実践できる目標として，2000（平成12）年3月に新しい「食生活指針」（巻末p.154付表3参照）が策定され，2016（平成28）年には一部改正された（表7－2）。指針の策定にあたっては，厚生省（現・厚生労働省），農林水産省，文部省（現・文部科学省）の3省が連携を図り検討を進めた。

表7－2　食生活指針（2016年一部改正　文部省・厚生省・農林水産省決定）

○食事を楽しみましょう。
- 毎日の食事で，健康寿命をのばしましょう。
- おいしい食事を，味わいながらゆっくり噛んで食べましょう。
- 家族の団らんや人との交流を大切に，また，食事づくりに参加しましょう。

○1日の食事のリズムから，健やかな生活リズムを。
- 朝食で，いきいきした1日を始めましょう。
- 夜食や間食はとりすぎないようにしましょう。
- 飲酒はほどほどにしましょう。

○適度な運動とバランスのよい食事で，適正体重の維持を。
- 普段から体重を量り，食事量に気をつけましょう。
- 普段から意識して身体を動かすようにしましょう。
- 無理な減量はやめましょう。
- 特に若年女性のやせ，高齢者の低栄養にも気をつけましょう。

○主食，主菜，副菜を基本に，食事のバランスを。
- 多様な食品を組み合わせましょう。
- 調理方法が偏らないようにしましょう。
- 手作りと外食や加工食品・調理食品を上手に組み合わせましょう。

○ごはんなどの穀類をしっかりと。
- 穀類を毎食とって，糖質からのエネルギー摂取を適正に保ちましょう。
- 日本の気候・風土に適している米などの穀類を利用しましょう。

○野菜・果物，牛乳・乳製品，豆類，魚なども組み合わせて。
- たっぷり野菜と毎日の果物で，ビタミン，ミネラル，食物繊維をとりましょう。
- 牛乳・乳製品，緑黄色野菜，豆類，小魚などで，カルシウムを十分にとりましょう。

○食塩は控えめに，脂肪は質と量を考えて。
- 食塩の多い食品や料理を控えめにしましょう。食塩摂取量の目標値は，男性で1日8g未満，女性で7g未満とされています。
- 動物，植物，魚由来の脂肪をバランスよくとりましょう。
- 栄養成分表示を見て，食品や外食を選ぶ習慣を身につけましょう。

○日本の食文化や地域の産物を活かし，郷土の味の継承を。
- 「和食」をはじめとした日本の食文化を大切にして，日々の食生活に活かしましょう。
- 地域の産物や旬の素材を使うとともに，行事食を取り入れながら，自然の恵みや四季の変化を楽しみましょう。
- 食材に関する知識や料理技術を身につけましょう。
- 地域や家庭で受け継がれてきた料理や作法を伝えていきましょう。

○食料資源を大切に，無駄や廃棄の少ない食生活を。
- まだ食べられるのに廃棄されている食品ロスを減らしましょう。
- 調理や保存を上手にして，食べ残しのない適量を心がけましょう。
- 賞味期限や消費期限を考えて利用しましょう。

○「食」に関する理解を深め，食生活を見直してみましょう。
- 子供のころから，食生活を大切にしましょう。
- 家庭や学校，地域で，食品の安全性を含めた「食」に関する知識や理解を深め，望ましい習慣を身につけましょう。
- 家族や仲間と，食生活を考えたり，話し合ったりしてみましょう。
- 自分たちの健康目標をつくり，よりよい食生活を目指しましょう。

（2）妊産婦のための食生活指針（2006 年）

妊娠期・授乳期は，お母さんの健康と赤ちゃんの発育にとても大切な時期であることを踏まえ，2006（平成18）年に「妊産婦のための食生活指針」が策定された（2021年改定）。この指針は，妊娠期・授乳期における望ましい食生活の実践および心と身体の健康を目ざした９項目で構成されている。妊娠中の体重増加指導の目安，妊産婦のための食事バランスガイドを併せて掲載したリーフレットが厚生労働省によって作成されている（図７－５）。

厚生労働省は2018（平成30）年度，「健やか親子21（第２次）」の普及啓発の一環として，妊産婦の食育を重点テーマとして，特設ホームページ「妊産婦のための食習慣」を設け，妊産婦に必要な食生活に関する情報の充実を図った。ホームページには妊産

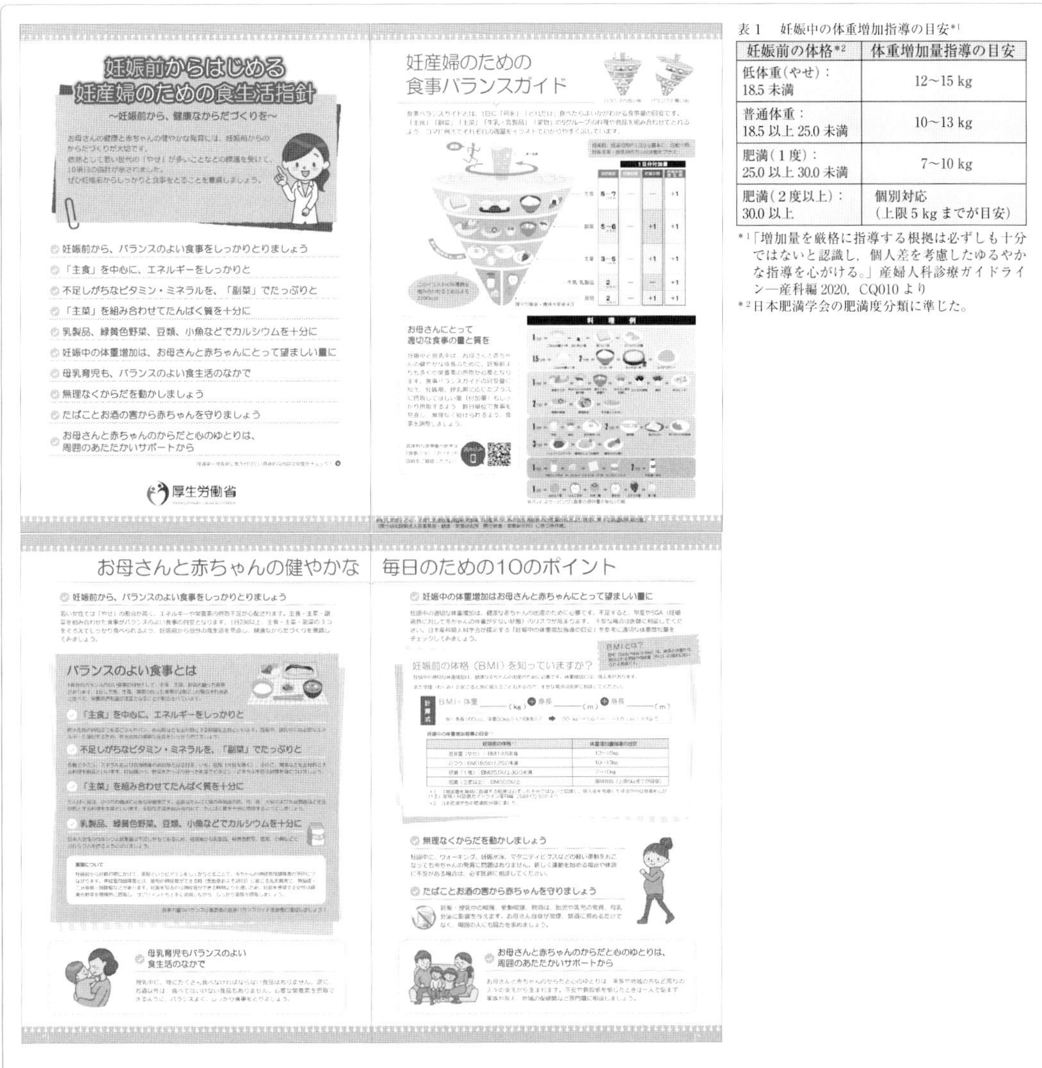

表１　妊娠中の体重増加指導の目安[*1]

妊娠前の体格[*2]	体重増加量指導の目安
低体重（やせ）：18.5 未満	12～15 kg
普通体重：18.5 以上 25.0 未満	10～13 kg
肥満（1 度）：25.0 以上 30.0 未満	7～10 kg
肥満（2 度以上）：30.0 以上	個別対応（上限 5 kg までが目安）

[*1]「増加量を厳格に指導する根拠は必ずしも十分ではないと認識し，個人差を考慮したゆるやかな指導を心がける。」産婦人科診療ガイドライン―産科編 2020，CQ010 より
[*2] 日本肥満学会の肥満度分類に準じた。

図７－５　妊産婦のための食生活指針（2021 年　厚生労働省）

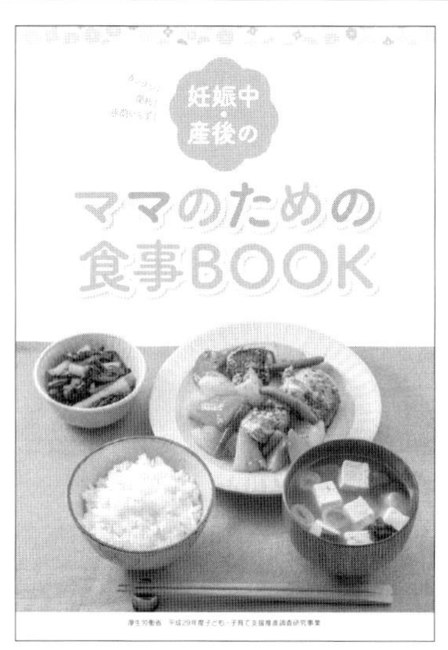

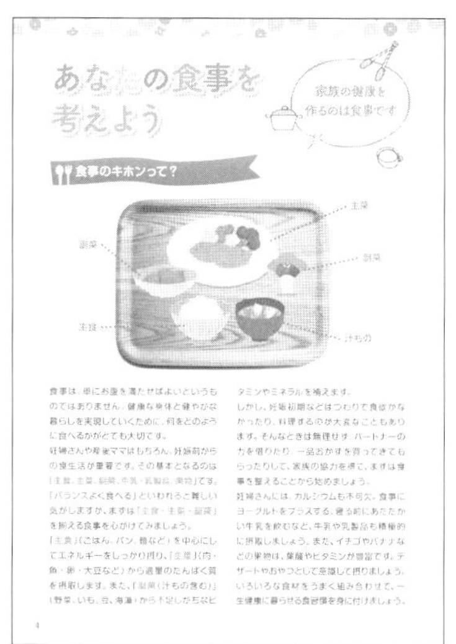

図７－６　妊娠中・産後のママのための食事BOOK（2018年　厚生労働省）

婦のための食事バランスガイドやドクターインタビュー，食育クイズのほか妊産婦の食生活の実態を調査し，その結果を踏まえて，食生活を見直すためのツールとして作成された「妊娠中・産後のママのための食事BOOK」が掲載されている（図７－６）。

2.2 食事バランスガイドの基本的な考え方と料理区分

2005（平成17）年６月，厚生労働省・農林水産省共催の検討会で「食事バランスガイド」が策定された。心身ともに健康で豊かな食生活の実現に向けて，食事の望ましい組み合わせやおおよその量をわかりやすく，日本で古くから親しまれているコマのイラストで示してある。食事のバランスが悪くなると倒れてしまうこと，回転（運動）することによって初めて安定することを表している（p.18図２－６参照）。水やお茶などの水分を軸として表し，食事の中で欠かせない存在であるとしている。「何を」，「どれだけ」食べたらよいかが目で見てわかることをねらっている。１日の活動量やライフスタイルに見合う「料理区分」（主食，主菜，副菜等）の適量を考えて食事を組み立てることができるため，食生活を改善するつもりがあまりない人から，すでに食生活に気をつけている人まで，さまざまな場面に応じて利用できるようになっている。

2000（平成12）年３月に策定された「食生活指針」（前述）のメッセージを実際の行動に結びつけるものとして作成された。また，食事摂取基準（2010年版）の改定を踏まえ，2010（平成22）年３月，一部が変更された（図７－７，７－８）。

従来，「バランスのよい食事」は，エネルギーおよびたんぱく質，炭水化物をはじめとする各種栄養素や，食品・食品群（肉類，緑黄色野菜類など食品のグループ）単位で考えられていた。この「食事バランスガイド」は，食べるときの状態や食卓で目にする状態＝料理で示され，また量的な目安も具体的に示されているため，外食の多い

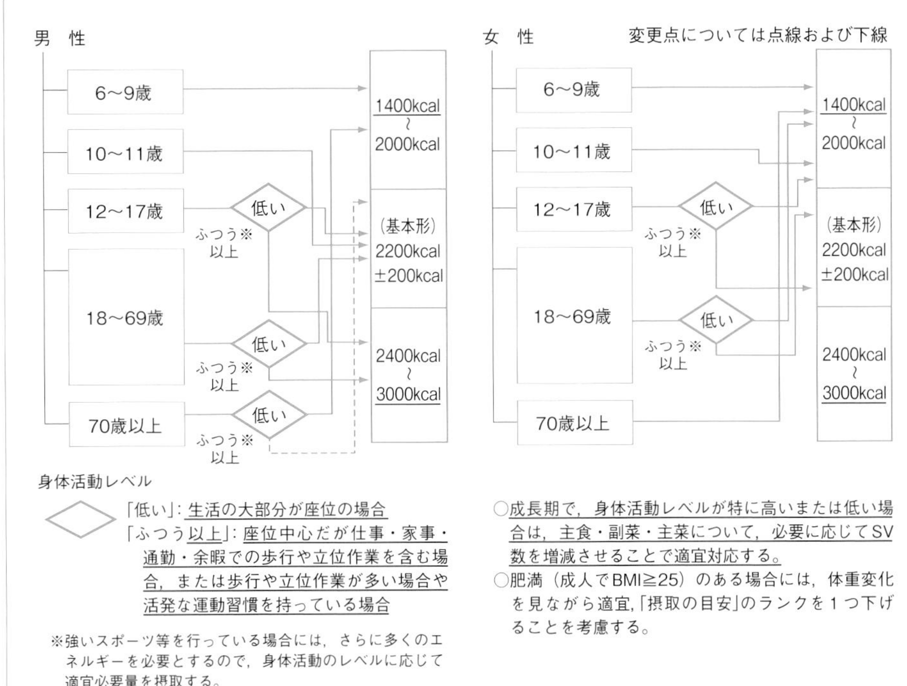

図7－7　食事摂取基準（2010年版）による性・年齢，身体活動レベルから見た１日に必要なエネルギー量と「摂取の目安」

出典）厚生労働省・農林水産省：フードガイド（仮称）検討会報告書　食事バランスガイド，平成17年，p.11－２の変更点

人，自分で調理をしない人でも理解しやすくなっている（表7－3）。

2.3　活用のあり方

「食生活指針」が策定されてから時間が経過していても，国民一人ひとりが自分の食生活を考えて具体的に取り組む目標が大きく変わることはない。目に触れる機会を増やすために，ポスターやリーフレットの作成・配布，マスメディアでの紹介などが定期的に行われている。

「食事バランスガイド」は，マスメディアや食品産業での活用が進み，テレビコマーシャルや街頭のポスター，スーパーマーケットのレシピやお総菜・お弁当売り場でのバランスの例示などで「コマ」のイラストを頻繁に見かけるようになった。また，都道府県，市町村における活用の取り組みなども行われている。健康的でバランスのよい食生活の実現を目指し，自分の食事をチェックする際にも手軽に活用してほしい。

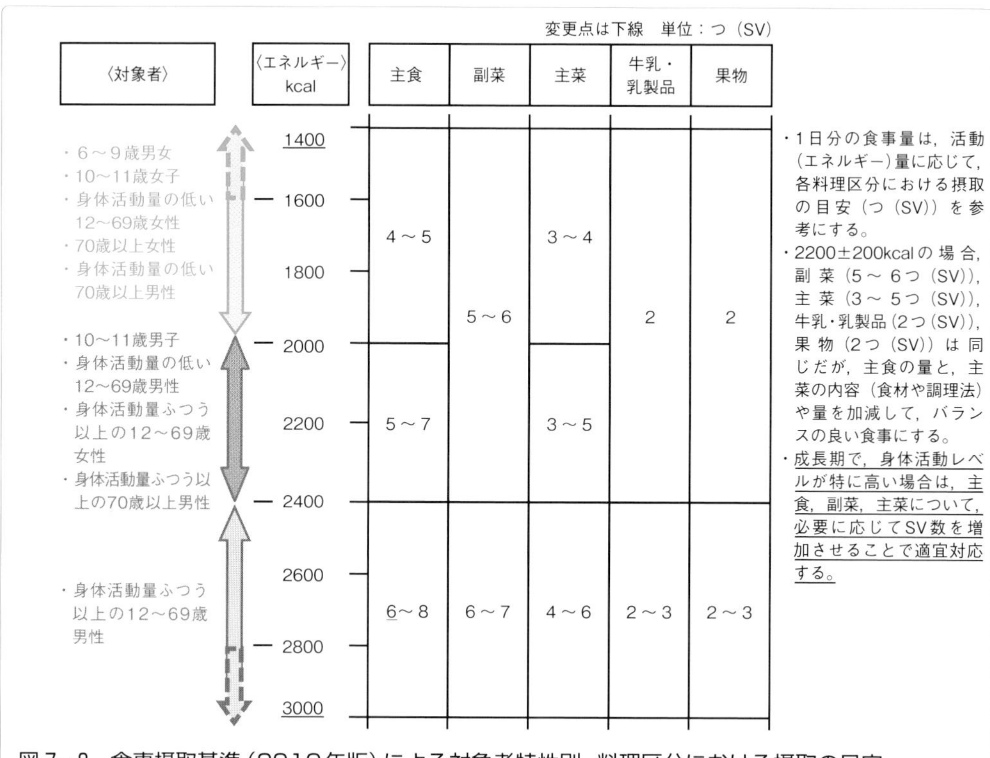

図７-８　食事摂取基準（2010年版）による対象者特性別，料理区分における摂取の目安
出典）厚生労働省・農林水産省：フードガイド（仮称）検討会報告書食事バランスガイド，平成17年，p.11の変更点

３．日本食品標準成分表

日本食品標準成分表（略称・食品成分表）は，日本において常用される食品について標準的な成分値を収載している。1950（昭和25）年に初めて公表されて以降，日本における食品成分に関する基礎データとして活用されてきた。

2000（平成12）年以降は，5年おきに策定されてきたが，2015年版（七訂）の公表後においては，食品成分表に収載する食品の成分分析や収載する成分値の追加・変更の検討は，改訂のない中間年においても継続的に実施されており，その検討結果が，5年おきの改訂において収載食品に適用されている。2020（令和2）年12月に公表された「日本食品標準成分表2020年版（八訂）」では，従来，食品のエネルギーの算出基礎としてきた，エネルギー産生成分のたんぱく質，脂質および炭水化物を，原則として，それぞれ，アミノ酸組成によるたんぱく質，脂肪酸のトリアシルグリセロール当量で表した脂質，利用可能炭水化物等の組成に基づく成分に変更することとし，たんぱく質，脂質および炭水化物の組成について，別冊3冊（「日本食品標準成分表2020年版（八訂）アミノ酸成分表編」，「日本食品標準成分表2020年版（八訂）脂肪酸成分表編」，「日本食品標準成分表2020年版（八訂）炭水化物成分表編」）が同時に策定された（表７－４）。また，調理後の食品に対する栄養推計の一助とするため，調理の概要と質量変化の記録および18

表７-３　５つの料理区分における量的な基準の考え方

料理区分	主材料（例）	主材料の量的な基準	１つ（SV）の例	１日にとる量（「つ(SV)」）[*1]	１日にとる量 日常的な表現	栄養学的な位置づけ
主　食	ごはん，パン，麺等	「ごはん100g」に相当する量の“物さし”として，炭水化物約40gに相当すること	市販のおにぎり１個分	５～７つ（SV）	ごはん中盛り（＝約1.5つ分）だったら４杯程度	炭水化物の供給源
副　菜	野菜，きのこ，いも，海藻	主材料の重量が約70gであること[*2]	野菜サラダや野菜の小鉢	５～６つ（SV）	野菜料理５皿程度	各種ビタミン，ミネラル及び食物繊維の供給源
主　菜	肉，魚，卵，大豆等	「鶏卵１個」に相当する量の“物さし”として，たんぱく質約6gに相当すること	目玉焼き（鶏卵１個），納豆１カップ，冷や奴１皿（豆腐1/2丁）	３～５つ（SV）[*3]	肉・魚・卵・大豆料理から３皿程度	たんぱく質の供給源
牛乳・乳製品		「牛乳100mL」に相当する量の“物さし”として，カルシウム約100mgに相当すること	牛乳コップ半分，ヨーグルト１カップ	２つ（SV）	牛乳だったら１本程度	カルシウムの供給源
果　物		主材料の重量が約100gであること[*4]	みかん１個	２つ（SV）	みかんだったら２個程度	ビタミンCやカリウムの供給源

[*1] 原則的に，主材料の量的基準の2/3以上から1.5未満を１つ（SV）とし，２つ（SV）以上は四捨五入で処理（1.5以上2.5未満→２つ（SV），2.5以上3.5未満→３つ（SV））する。

[*2] 野菜ジュース（100％）については，飲んだ重量の半分として考える。すなわち，通常１回で飲み切るような量のパック，ペットボトルや缶の場合は，１つ（SV）と数える。

[*3] 主菜として脂質を多く含む料理を選択する場合は，脂質やエネルギーの過剰摂取を避ける意味から，上記の目安よりも少なめに選択する必要がある。

[*4] 果汁100％ジュースについては，飲んだ重量の半分として考える。ただし，多くの量（例：500mL）の摂取によって１日分の量を満たしたと考え，それ以外の果物をとらなくなることを避けるように，栄養教育・指導上の配慮が必要である。

出典）（社）日本栄養士会監修：『「食事バランスガイド」を活用した栄養教育・食育実施マニュアル』，p.12，第一出版（2006）

表７-４　食品成分表の沿革

名　称	公表年	食品数	成分項目数
日本食品標準成分表	1950（昭和25）年	538	14
改訂日本食品標準成分表	1954（昭和29）年	695	15
三訂日本食品標準成分表	1963（昭和38）年	878	19
四訂日本食品標準成分表	1982（昭和57）年	1,621	19
五訂日本食品標準成分表-新規食品編	1997（平成９）年	213	36
五訂日本食品標準成分表	2000（平成12）年	1,882	36
五訂増補日本食品標準成分表	2005（平成17）年	1,878	43
日本食品標準成分表2010	2010（平成22）年	1,878	50
日本食品標準成分表2015年版（七訂）	2015（平成27）年	2,191	52
同　追補2016年	2016（平成28）年	2,222	53
同　追補2017年	2017（平成29）年	2,236	53
同　追補2018年	2018（平成30）年	2,294	54
同　データ更新2019年	2019（令和元）年	2,375	54
日本食品標準成分表2020年版（八訂）	2020（令和２）年	2,478	54

（注）食品成分表の策定に当たっては，初版から今回改訂に至るまでのそれぞれの時点において最適な分析方法を用いている。したがって，この間の技術の進歩等により，分析方法等に違いがある。また，分析に用いた試料についても，それぞれの時点において一般に入手できるものを選定しているため，同一のものではなく，品種等の違いもある。このため，食品名が同一であっても，各版の間における成分値の比較は適当ではないことがある。

出典）文部科学省科学技術・学術審議会資源調査分科会報告：「日本食品標準成分表2020年版（八訂）」p.4，(2020)

群に収載する調理済み流通食品の成分値等の情報の充実が図られた。

3.1　食品群の分類と配列

食品群は18食品群，配列は，植物性食品，きのこ類，藻類，動物性食品，加工食品の順となっている。なお，食品成分表2020年版（八訂）では，「18 調理加食品類」から「18 調理済み流通食品類」に名称変更された。一般の家庭等で小規模に調理する食品および原材料の大部分をその食品群の食品が占める調理済み食品は，その原材料食品が属する食品群に収載されている。収載食品については，一部食品の名称や分類の変更が行われ，収載食品数は，2,478となっている。

3.2　食品の分類，配列と食品番号および索引番号

収載食品の分類および配列は，大分類，中分類，小分類および細分の4段階である。食品の大分類は，原則として動植物の名称で，五十音順に配列されている。ただし，「いも及びでん粉類」，「魚介類」，「肉類」，「乳類」，「し好飲料類」および「調味料及び香辛料類」は，大分類の前に副分類（<　>で表示）が示され，また食品によっては，大分類の前に類区分（(　) で表示）が五十音順に設けられている。

中分類（[　] で表示）および小分類は，原則として原材料的形状から順次加工度の高まる順に配列されている。なお，原材料が複数からなる加工食品は，原則として主原材料の位置に配列されている。

食品番号は5桁で，初めの2桁は食品群，次の3桁を小分類又は細分としている。五訂成分表（2000年）編集時に収載順に付番したものを基礎としており，その後に新たに追加された食品に対しては，食品群ごとに，下3桁の連番を付している。

五訂成分表（2000年）以降の新規食品については，五十音順や加工度順など，成分表の収載順とは異なる食品番号が付されていることや，一部の食品について，名称や分類を変更したため，収載順と食品番号とが一致しなくなった。食品の検索を容易にするため，2015年版（七訂）からは，収載順の通し番号である「索引番号」が追加された。アミノ酸成分表2020年版のみに収載されている食品があるため，収載食品数より大きい索引番号がある。

3.3　食品の成分値

各成分値は，廃棄部位を除いた可食部100g当たりの数値である。健康な身体活動，疾病の予防・治療に関連した栄養成分が掲載されている。成分値は，幅広い利用範囲に対応できるよう，分析値，文献値等を基に，年間を通じて普通に摂取する場合の全国的な平均値を表すという概念に基づいて求められた数値（標準成分値）である。

3.4　活用のあり方

食品成分表は，疾病の予防・治療のための栄養指導・栄養教育，学校・各種福祉施

設・病院・事業所等給食施設の栄養管理，一般家庭における日常生活，厚生労働省や農林水産省が行う各種調査および施策における基準設定，さらに，教育・研究面など，広い範囲で利用されている。

また，食品の写真や解説および常用量がいっしょに掲載されたものや献立・料理の例に栄養価（成分値）が示されたものなど，食品成分表に準拠した書籍が数多く出版されている。それぞれの長所・短所を見極め，個々の興味および理解力に合ったものを手元に置き，活用したい。

4. 食育関連

4.1 食育基本法と栄養指導

近年の日本の食をめぐる状況の変化に伴うさまざまな問題に対処していくため，2005（平成17）年に食育基本法（第3章p.32～33参照）が制定・施行され，15年あまりが経過した。食育基本法では，食育は家庭が基本となるが，あらゆる世代を対象に多様な関係者が連携・協力し総合的に取り組むことを方針としている。

当初の内閣府から農林水産省が担当省となり，基本的な施策に関する企画・立案・総合調整を行い，関係各省庁と密に連携し，食育の推進に取り組んでいる。栄養指導を含む食育を国民運動として推進するため，行政，地域，学校，保育所，幼稚園，認定こども園をはじめ，農林漁業者による生産・収穫体験，食品関連事業者による食育活動や媒体の開発・提供，食生活改善推進員協議会やPTAなどのボランティア団体によるクッキング体験などが行われている（図7－9）。このような中，栄養士・管理栄養士は，「食育に関する専門的知識を備えた」専門職として，多方面において関連機関と連携し食育活動を推進するようますます期待されている。

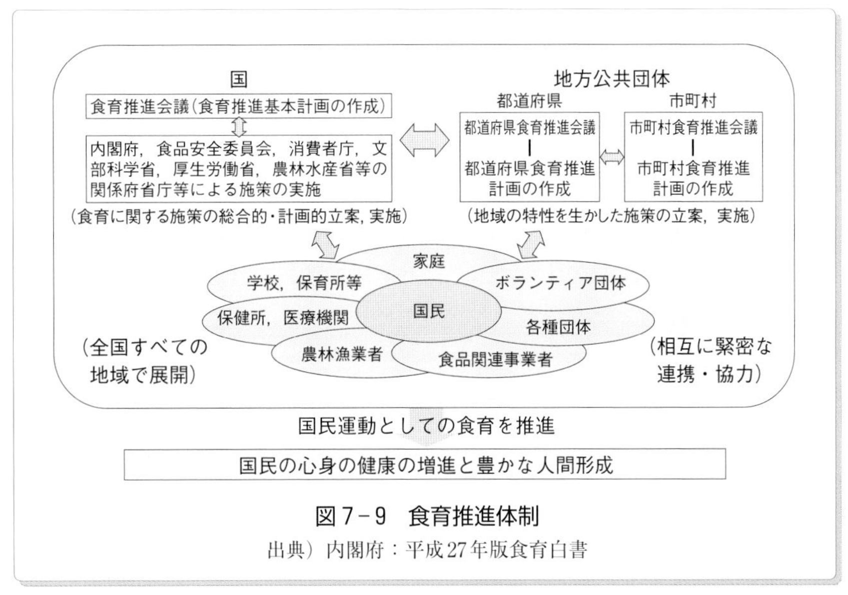

図7－9 食育推進体制

出典）内閣府：平成27年版食育白書

表7－5　第4次食育推進基本計画における現状値と目標値

	目　標	現状値（2020年度）	目標値（2025年度）
1	食育に関心を持っている国民の割合	83.2%	90%以上
2	朝食又は夕食を家族と一緒に食べる「共食」の回数	週9.6回	週11回以上
3	地域等で共食したいと思う人が共食する割合	70.7%	75%以上
4	朝食を欠食する子供の割合	4.6%*	0%
5	朝食を欠食する若い世代の割合	21.5%	15%以下
6	栄養教諭による地場産物に係る食に関する指導の平均取組回数	月9.1回*	月12回以上
7	学校給食における地場産物を使用する割合（金額ベース）を現状値(2019年度）から維持・向上した都道府県の割合	—	90%以上
8	学校給食における国産食材を使用する割合（金額ベース）を現状値(2019年度）から維持・向上した都道府県の割合	—	90%以上
9	主食・主菜・副菜を組み合わせた食事を1日2回以上ほぼ毎日食べている国民の割合	36.4%	50%以上
10	主食・主菜・副菜を組み合わせた食事を1日2回以上ほぼ毎日食べている若い世代の割合	27.4%	40%以上
11	1日当たりの食塩摂取量の平均値	10.1g*	8g以下
12	1日当たりの野菜摂取量の平均値	280.5g*	350g以上
13	1日当たりの果物摂取量100g未満の者の割合	61.6%*	30%以下
14	生活習慣病の予防や改善のために，ふだんから適正体重の維持や減塩等に気をつけた食生活を実践する国民の割合	64.3%	75%以上
15	ゆっくりよく噛んで食べる国民の割合	47.3%	55%以上
16	食育の推進に関わるボランティア団体等において活動している国民の数	36.2万人*	37万人以上
17	農林漁業体験を経験した国民（世帯）の割合	65.7%	70%以上
18	産地や生産者を意識して農林水産物・食品を選ぶ国民の割合	73.5%	80%以上
19	環境に配慮した農林水産物・食品を選ぶ国民の割合	67.1%	75%以上
20	食品ロス削減のために何らかの行動をしている国民の割合	76.5%*	80%以上
21	地域や家庭で受け継がれてきた伝統的な料理や作法等を継承し，伝えている国民の割合	50.4%	55%以上
22	郷土料理や伝統料理を月1回以上食べている国民の割合	44.6%	50%以上
23	食品の安全性について基礎的な知識を持ち，自ら判断する国民の割合	75.2%	80%以上
24	推進計画を作成・実施している市町村の割合	87.5%	100%

＊2019年度の数値

第4次食育推進基本計画では，国民の健康や食を取り巻く環境の変化，社会のデジタル化など，食育をめぐる状況を踏まえ，基本的な方針として以下の3つを重点事項としている。

① 生涯を通じた心身の健康を支える食育の推進（国民の健康の視点）

② 持続可能な食を支える食育の推進（社会・環境・文化の視点）

③ 「新たな日常」やデジタル化に対応した食育の推進（横断的な視点）

計画期間を2021（令和3）年度からおおむね5年間として，16の目標と24の目標値を掲げている（表7－5）。

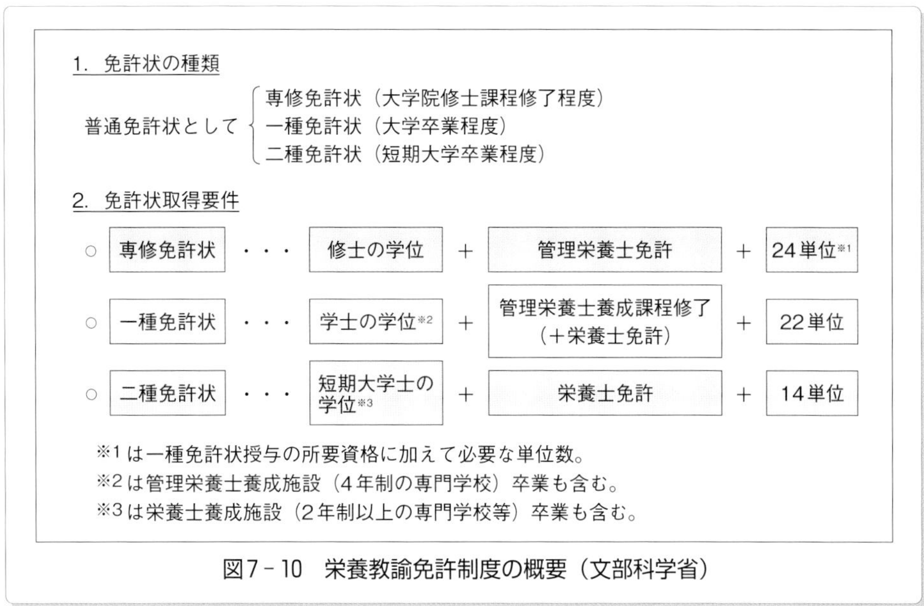

図7－10　栄養教諭免許制度の概要（文部科学省）

4.2　食育と栄養教諭制度

食育は，とりわけ子どもたちにとっては生きるうえでの基本であり，知育，徳育および体育の基礎となる。さまざまな経験を通じて「食」に関する知識と「食」を選択する力を習得し，健全な食生活を実践することができる人間を育てる食育を推進することが求められている。そのために，食育基本法制定と同年の2005（平成17）年に学校における食育の推進を目的とした**栄養教諭制度**が創設された（図7－10）。栄養教諭の職務は**食に関する指導**と**学校給食管理**である（第11章p.134～137参照）。両職務を一体のものとして行うことにより，地場産物を生きた教材として活用し，給食と食に関する指導を実施するなど，教育上の高い相乗効果が生まれている。

5．食料需給表と食の安全性

5.1　食料需給表の性格と内容

食料需給表（フードバランスシート）は，日本で供給される食料の生産から最終消費に至るまでの総量を明らかにするとともに，国民1人あたりの純食料供給量および栄養量が示されている。1951（昭和26）年度以降毎年，農林水産省が作成し，FAO（国際連合食糧農業機関）およびOECD（経済協力開発機構）に報告される。

食料需給表の特徴を以下に示す。

・FAOの「**食料需給表作成の手引き**」に準拠し作成するため，国際的な比較ができる。
・4月1日から翌年3月31日までの1年間の需給について推計されている。
・食料品目ごとに国内の生産量・輸入量・輸出量・在庫量・飼料や加工向量などが

把握されたあと，輸送貯蔵中の減耗量等を引いて，消費者１人１日あたりの純食料供給量が推計されている。

・純食料供給量から１人１日あたりの数量・熱量・たんぱく質量・脂質量が食品成分表を用いて算出される。

・純食料供給量および栄養量は，消費者等に到達した食料について示しているので，国民健康・栄養調査などの実際に摂取した食料の数量および栄養量ではない。

・食料需給表の数値を元に食料自給率を算出している。

純食料供給量には**食品ロス**（食べ残し，廃棄，過剰除去）が含まれているが，食品ロス量については，食料需給表とは別に，**食品ロス統計調査**が行われている（2015（平成27）年度終了）。

5.2　食料需給と自給率（年次推移と特徴）

食料自給率とは，国内の食料消費のうち自国で生産された食料の割合を示す指標であ

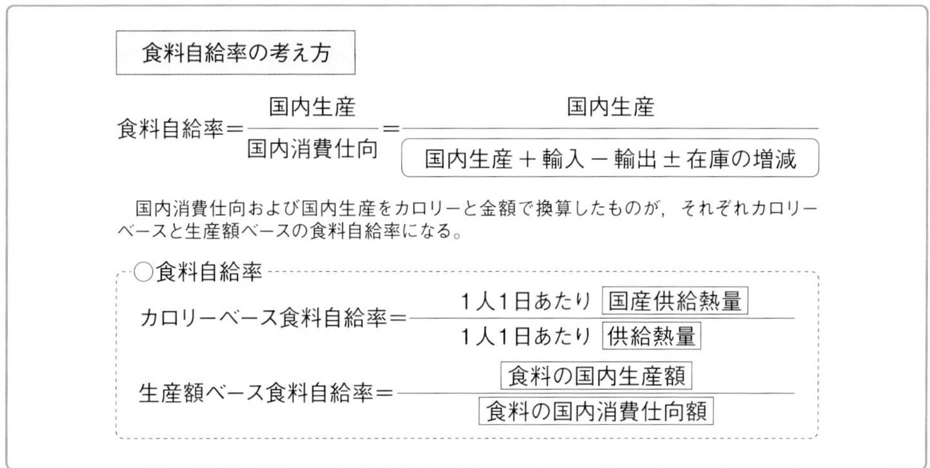

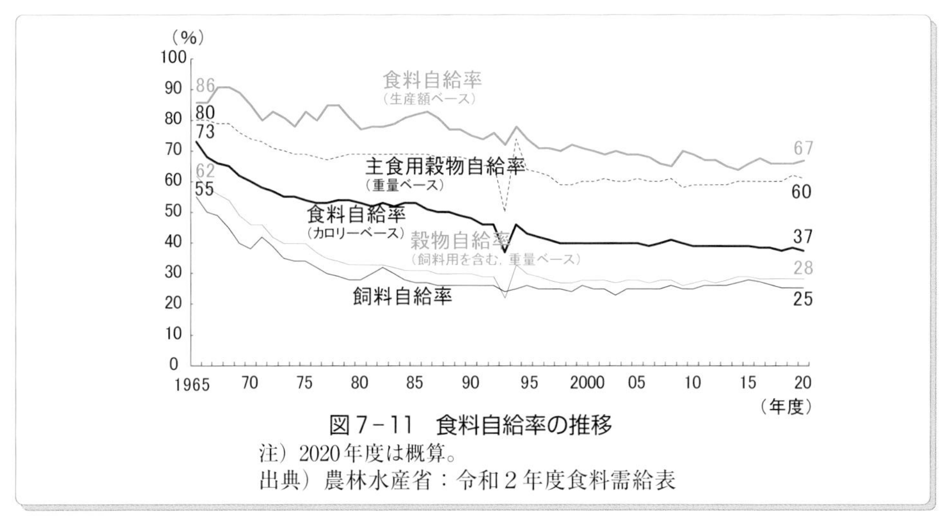

図７-11　食料自給率の推移

注）2020年度は概算。

出典）農林水産省：令和２年度食料需給表

る。食料自給率には，総合食料自給率と品目別自給率とがある。総合食料自給率は，食料全体について品目ごとに単位（カロリーベース，生産額ベース）をそろえて計算したものである。

2020（令和2）年度の食料自給率（総合食料自給率）はカロリーベースで37%，生産額ベースで67%となっている（図7－11）。国際的な視点でみると，韓国（カロリーベースで35%，2018年）と似た数値を示し，主要先進国の中では最低の水準にある。このため，食料・農業・農村基本計画において5年ごとに目標値が見直され，現在はカロリーベースで45%，生産額ベースで75%（2030年度）を目標にしている。

品目別自給率の年次推移では，米（95%前後），鶏卵（95%），野菜（85%前後）は高い水準だが，小麦（10～15%前後），大豆（5～10%前後）は低い水準で推移している。

5.3 食の安全

2001（平成13）～2002（平成14）年に相次いで起きたBSE 問題や偽装表示問題などにより，食品の安全に対する国民の不安や不信が高まったことから，食品の安全性の確保に関する施策を総合的に推進するために2003（平成15）年に食品安全基本法が成立した。内閣府食品安全委員会，厚生労働省，農林水産省を中心に「リスク分析」という手法を導入し，事故を未然に防ぎリスクを最小限にとどめる取り組みが行われている。また，食品事故等の問題があったときに，食品の移動ルートを追跡して，原因究明や商品回収等を円滑に行えるようにする「トレーサビリティシステム」という仕組みにより，食品の取り扱いの記録を残す取り組みが進められている。

6．健康日本21

日本は，医学や医療技術の進歩，栄養・食生活の改善等の成果もあり，健康状態を示す包括的指標である「平均寿命」についてみると世界で高い水準を示しており，特に女性は1985（昭和60）年から今日まで，世界一の水準を維持している。今後さらに平均寿命は伸長し，将来推計では，2060年には男性で84.66 年，女性で91.06 年に到達すると予測されている。WHOは，2000（平成12）年から新たに健康寿命（障害調整平均余命）を取り上げている。日本においても「健康寿命」（介護を受けたり病気で寝たきりになったりせず，自立して健康に生活できる期間）を厚生労働省が算出し，2016（平成28）年は男性72.14歳（同年の平均寿命80.98歳），女性74.79歳（同87.14歳）であった。

世界に誇る長寿国となった日本では，現在少子高齢化が急速に進んでいる。この社会を健康で活力のあるものとするため，病気の早期発見・早期治療といった二次予防から，健康を増進して発病を予防する一次予防の重視，QOLの向上，早世と障害の予防など，健康寿命の延伸を目標とした「21世紀における国民健康づくり運動（健康日本21）」が2000（平成12）～2012（平成24）年にわたって展開され，2013（平成25）年度からの「21世紀における第2次国民健康づくり運動（健康日本21（第2次））」に引き継がれることとなった。

6.1　健康日本21（第2次）の趣旨と基本方針

2012（平成24）年7月10日，厚生労働大臣より「国民の健康の増進の総合的な推進を図るための基本的な方針」が告示された。健康日本21（第2次）はこの方針に基づき推進される。

この方針では，21世紀の日本において少子高齢化や疾病構造の変化が進む中で，生活習慣および社会環境の改善を通じて，子どもから高齢者まですべての国民が共に支え合いながら希望や生きがいをもち，ライフステージ（乳幼児期，青壮年期，高齢期等の人の生涯における各段階をいう）に応じて，健やかで心豊かに生活できる活力ある社会を実現し，その結果，社会保障制度が持続可能なものとなるよう，国民の健康の増進の総合的な推進を図るための基本的な事項を示すとされている。

6.2　目標設定と内容および評価

日本の健康づくり対策は，第1次国民健康づくり対策（1978～1987年），第2次国民健康づくり対策－アクティブ80ヘルスプラン－（1988～1999年）を通して，施設の設備や人材の育成・確保に力を入れ，大きな成果を上げてきた。第3次計画である健康日本21では，壮年期死亡の減少，健康寿命の延伸および生活の質の向上を実現することを目的とし，生活習慣病およびその原因となる生活習慣等の国民の保健医療対策上重要となる課題について，10年後を目途とした目標等を設定し，一次予防の観点を重視した情報提供等を行う取り組みを推進してきた。2006（平成18）年10月の中間評価，2011（平成23）年10月の最終評価を経て，第4次計画となる健康日本21（第2次）（2013～2022年度）が公表された。

健康日本21（第2次）の基本的な方向として，① 健康寿命の延伸と健康格差の縮小，② 生活習慣病の発症予防と重症化予防の徹底（NCDの予防），③ 社会生活を営むために必要な機能の維持及び向上，④ 健康を支え，守るための社会環境の整備，⑤ 栄養・食生活，身体活動・運動，休養，飲酒，喫煙及び歯・口腔の健康に関する生活習慣及び社会環境の改善の五つが提案されている。

概念図および具体的な目標については，p.13図2－3および表2－3を参照。

7．栄養指導と運動指導

7.1　運動指導の原則

運動は，栄養，休養とともに健康の3本柱の一つであり，健康づくりに欠かすことのできない生活習慣である。運動習慣をもつことや身体活動を高めることにより，生活習慣病等および生活機能低下（ロコモティブシンドロームおよび認知症など）のリスクが低下し生活の質を高める。よって，運動のみならず，生活活動も含めた「身体活動」全体に着目した指導が重要である。

身体活動＝生活活動＋運動

身体活動：安静にしている状態よりも多くのエネルギーを消費するすべての動作
生活活動：労働，家事，通勤・通学等の日常生活における身体活動
運　　動：スポーツなどの体力*の維持・向上を目的とし，計画的・継続的に実施される身体活動
*体 力：スポーツ競技に関連する体力と健康に関連する体力

7.2　健康づくりのための身体活動基準

厚生労働省は，2013（平成25）年からの健康日本21（第2次）を推進するために，「健康づくりのための身体活動基準2013」を公表した。それまで用いられていた「健康づくりのための運動基準2006」を改定したものである。最新の科学的知見に基づき，日本人の歩数減少の現状を踏まえ，指導者が活用するためのものとしてライフステージに沿って基準が策定されている（表7－6，巻末資料p.157～158メッツ表参照）。

表7-6　健康づくりのための身体活動基準2013の概要

<table>
<tr><th colspan="2">血糖・血圧・脂質に関する状況</th><th colspan="2">身体活動（生活活動・運動）※1</th><th colspan="2">運　動</th><th>体　力（うち全身持久力）</th></tr>
<tr><td rowspan="3">健診結果が基準範囲内</td><td>65歳以上</td><td>強度を問わず，身体活動を毎日40分（＝10メッツ・時/週）</td><td rowspan="3">今より少しでも増やす（例えば10分多く歩く）※4</td><td>—</td><td rowspan="3">運動習慣をもつようにする（30分以上・週2日以上）※4</td><td>—</td></tr>
<tr><td>18～64歳</td><td>3メッツ以上の強度の身体活動※2を毎日60分（＝23メッツ・時/週）</td><td>3メッツ以上の強度の運動※3を毎週60分（＝4メッツ・時/週）</td><td>性・年代別に示した強度での運動※5を約3分間継続可能</td></tr>
<tr><td>18歳未満</td><td>—</td><td>—</td><td>—</td></tr>
<tr><td colspan="2">血糖・血圧・脂質のいずれかが保健指導レベルの者</td><td colspan="5">医療機関にかかっておらず，「身体活動のリスクに関するスクリーニングシート」でリスクがないことを確認できれば，対象者が運動開始前・実施中に自ら体調確認ができるよう支援したうえで，保健指導の一環としての運動指導を積極的に行う。</td></tr>
<tr><td colspan="2">リスク重複者またはすぐ受診を要する者</td><td colspan="5">生活習慣病患者が積極的に運動をする際には，安全面での配慮がより特に重要になるので，まずかかりつけの医師に相談する。</td></tr>
</table>

※1「身体活動」は，「生活活動」と「運動」に分けられる。このうち，生活活動とは，日常生活における労働，家事，通勤・通学などの身体活動を指す。また，運動とは，スポーツ等の，特に体力の維持・向上を目的として計画的・意図的に実施し，継続性のある身体活動を指す。
※2「3メッツ以上の強度の身体活動」とは，歩行またはそれと同等以上の身体活動。
※3「3メッツ以上の強度の運動」とは，息が弾み汗をかく程度の運動。
※4年齢別の基準とは別に，世代共通の方向性として示したもの。
※5性・年代別の全身持久力の基準

下表に示す強度での運動を約3分以上継続できた場合，基準を満たすと評価できる。

年　齢	18～39歳	40～59歳	60～69歳
男　性	11.0メッツ（39mL/kg/分）	10.0メッツ（35mL/kg/分）	9.0メッツ（32mL/kg/分）
女　性	9.5メッツ（33mL/kg/分）	8.5メッツ（30mL/kg/分）	7.5メッツ（26mL/kg/分）

注）表中の（　）内は最大酸素摂取量を示す。

出典）厚生労働省より一部改変

7.3　健康づくりのための身体活動指針

「健康づくりのための身体活動基準2013」を国民向けにわかりやすく示したものが，「健康づくりのための身体活動指針（アクティブガイド）」である。旧指針である「健康づくりのための運動指針2006～生活習慣予防のために～エクササイズガイド2006」の認知度を十分に高めることができなかったとの反省から，今回の指針では「今より10分多くからだを動かす」ための具体的な方法の提案が記載され，利用者の視点に立った取り組みやすい内容になっている（第2章p.19～20，巻末資料p.156～159参照）。

なお，幼児期については，文部科学省が2012（平成24）年に「幼児期運動指針」を策定しており，身体活動の合計を毎日60分以上にすることが推奨されている。

8．栄養指導と休養指導

8.1　休養指導の原則

健康の増進を図り，QOLを高めるには，栄養，運動面だけでなく，休養を適切に取り入れた生活習慣を確立することが重要である。休養には，① 安眠や睡眠などで心身の疲労を回復し元の活力ある状態に戻す「休む」という機能と，② 鋭気を養い，自ら身体的，精神的，社会的な健康能力を高め，健康の潜在能力を向上させる「養う」という機能がある。休養を適切にとることができない場合，疲労やストレスの蓄積により身体機能や栄養摂取への影響が現れ，身体や心の健康を損ない，疾病になることさえある。

一方，疲労には肉体的疲労と精神的疲労があり，肉体的な疲労は精神的な疲労に比べてエネルギーの消費が多くなる。疲労の種類に応じた適切な休養指導とそれに伴う栄養指導が必要である。

8.2　休養法の種類

休養法には積極的休養法と消極的休養法がある。積極的休養は，身体の機能を動かすことで疲労物質が除去されるので回復が早く効果的である。消極的休養とともに，両者をバランスよく日常に取り入れることが重要である。

積極的休養法：普段は使わない身体機能を動かすような，軽いスポーツやリクリエーション，散歩，趣味などによる休養方法
消極的休養法：安静にして身体を休めるような，睡眠や入浴，マッサージなどの休養方法

8.3　休養指導の内容

休養の普及啓発のためには「健康づくりのための休養指針」（巻末p.155付表5参照）が策定されている。「健康づくりのための休養」は単に身体を休めるだけでなく，受動的な“休み”と能動的な“養い”からなる。二つの機能を上手に組み合わせること

により，健康づくりのための休養を一層効果的なものとする方向を示している。

休養に必要な睡眠については「健康づくりのための睡眠指針2014～睡眠12箇条～」（巻末p.154付表4参照）が策定されている。日本の睡眠時間の現状は諸外国と比べて短く，現役世代の約4割が睡眠で十分な休養をとれていないことが平成26年版厚生労働白書で報告されている。睡眠は生活リズムや食生活にも関係し，身体や心の健康に作用する。「睡眠指針2014」には科学的根拠に基づいた「12箇条の解説」が記載されており，睡眠と生活習慣病との関係や年代別睡眠時間の目安ほか，世代別の健康づくりに資する睡眠のポイントとして「就寝前3～4時間以内のカフェイン摂取は控える」，「眠気により仕事に問題が出る場合には30分以内の昼寝を」など具体的な指導の内容が示されている。

文　献

●参考文献

- 厚生労働省・農林水産省策定：『食事バランスガイド　フードガイド（仮称）検討会報告書』，第一出版（2005）
- 武見ゆかり・吉池信男編，社団法人日本栄養士会監修：『「食事バランスガイド」を活用した栄養教育・食育実践マニュアル』，第一出版（2006）
- 平成21年度厚生科学研究費補助金（循環器疾患等生活習慣病対策総合研究事業）「日本人の食事摂取基準の活用方法に関する検討」報告書.「日本人の食事摂取基準（2010年版）」に基づく食事バランスガイドのサービング数設定方法の検討.（研究分担者 吉池信男，研究協力者 早渕仁美，松永泰子，永原真奈見）
- 文部科学省科学技術・学術審議会・資源調査分科会：『日本食品標準成分表2020年版（八訂）』（2019）
- 厚生労働省：『日本人の食事摂取基準（2020年版）』（2019）
- 日本栄養士会編：『健康日本21と栄養士活動』，第一出版（2000）
- 厚生科学審議会地域保健健康増進栄養部会：「「健康日本21」中間報告書」（2007）
- 厚生科学審議会地域保健健康増進栄養部会，次期国民健康づくり運動プラン策定専門委員会：「健康日本21（第2次）の推進に関する参考資料」（2012）
- 内閣府：「第3次食育推進基本計画」（2016）
- 内閣府：『平成30年度食育白書』（2019）
- 農林水産省：『よくわかる食料自給率』（2014）
- 農林水産省：「平成30年度食料自給率・食料自給力指標について」（2019）
- 厚労働生省：「運動基準・運動指針の改定に関する検討会報告書」（2013）
- 厚生労働省：「健康づくりのための身体活動基準2013（概要）」（2013）
- 厚生労働省：『平成30年版厚生労働白書』（2019）
- 厚生省：「健康づくりのための休養指針」（1994）
- 厚労働生省：「健康づくりのための睡眠指針2014」（2014）

第8章

ライフステージ別栄養指導

1. 妊娠期・授乳期

新しい命を宿し，育てていく大切な時期であり，胎児期の栄養が子どもの成人後の健康に影響を及ぼすことが示唆されている。妊娠期・授乳期の食教育は，子どもにとっての食のスタートラインとなる。母親にとっては，特に健康や栄養に関心が高まる時期であり，食生活を見直すよい機会となる。

1.1 妊 娠 期

受精卵の子宮内膜への着床から，約40週後の新生児誕生までを「**妊娠期**」という。

(1) 妊婦の特徴

・胎児の成長・発育：胎児に必要な栄養成分は，すべて胎盤を通じて，母体の血液から補給される。胎児期の栄養は母体の栄養に依存しているといえる。

・母体の変化：胎児の保護と発育を助けるための胎盤，臍帯，卵膜等の新生が起こる。

・分娩・授乳のための準備として，内分泌の変化，血液の増加，乳腺の発達，子宮の増大，栄養素の蓄積などが起こる。

(2) 妊婦の食生活上の問題点

妊娠前の食生活の問題（低体重（やせ），偏食，朝食欠食，夜型生活，外食・加工食品への依存，アルコール多飲，喫煙）が大きく影響する。妊娠後はさらに妊娠期特有の変化（母体の変化・代謝の変化，健康状態に対応した食生活）に留意する必要がある。

産科的合併症として，**妊娠悪阻**，**貧血**，**妊娠高血圧症候群**，**妊娠糖尿病**などがあり，情緒面においても，マタニティーブルー，産後うつなどが起こる。

胎児の正常発育のための留意点として，飲酒・喫煙の禁止，メチル水銀（魚介類の摂取頻度）・ビタミンAの過剰摂取（ビタミン剤），葉酸の不足などがある。

(3) 妊婦の栄養指導のポイント

近年，妊婦の年齢・ライフスタイルが多様化し（晩婚・早婚によるハイリスク妊婦，仕事を継続する妊婦など），個人対応が必要となっている。

1）妊娠期の栄養アセスメント

・基本項目：年齢，家族構成，就業状況，妊娠・出産歴とその状況，既往症など。

・身体計測：身長・体重，非妊娠時の身長・体重，BMIなど。

・自覚症状：つわりの有無，食欲の程度，自覚的精神・身体状況など。

・臨床検査：血圧，尿たんぱく，尿糖，ヘモグロビン濃度，ヘマトクリット，フェリチン，トランスフェリン，感染症の有無など。

・生活習慣：食事，睡眠，休息，運動，生活活動，喫煙，飲酒の程度，カフェイン飲料の摂取など。

2）「妊産婦のための食生活指針」（第７章p.79参照）

厚生労働省で公表された妊産婦のための食生活指針（2006年２月１日）は，同時に妊産婦のための食事バランスガイドと体格区分別妊娠期の推奨体重増加量を提示しており，妊産婦の食生活において具体化しやすい内容を示している。

・若年女性の「やせ志向」による欠食，食事の偏り，低体重（やせ）者の増加は，妊娠時の母体，胎児にも影響をもたらす。

・妊娠中の不適切な体重増加と，近年増加している低出生体重児との関連が示唆され，低出生体重児は成人後の生活習慣病のリスクが高いといわれている。

3）妊娠期の食事摂取基準（表８－１）

〔区　分〕妊娠初期（～13週６日），妊娠中期（14週０日～27週６日），妊娠後期（28週０日～）とした。

〔付加量〕推定エネルギー必要量では，妊娠中に適切な栄養状態を維持し，正常な分娩をするために，妊娠前と比べて余分に摂取すべきと考えられるエネルギー量を妊娠期別に付加量とした。

推定平均必要量および推奨量は，妊娠期特有の変化，すなわち胎児発育に伴う蓄積量と妊婦の体蓄積量を考慮し，付加量とした。

目安量は，胎児の発育に問題ないと想定される日本人妊婦の摂取量の中央値を用いることとし，これらの値が明らかでない場合は，非妊娠時の値を用いることとした。

目標量は，非妊娠女性と同じ基準とした。

4）妊娠前期の食生活の留意点

〔つわり〕妊娠５～６週ごろ出現し，妊娠16週ごろまでには消失する。つわりの程度や期間には個人差があり，症状が悪化したものを妊娠悪阻と呼ぶ。予防には，空腹と疲労を避ける。

・起床時，起き上がる前の少量の喫食（モーニングシックネスを避ける）。

・空腹を感じる前に少量ずつ，数回に分けて食べる。

・食べたいときに食べやすいものを食べられるだけ食べる。

・嘔吐の激しいときは十分な水分補給をする。

表 8－1　妊婦の食事摂取基準（2020年版）

妊婦の推定エネルギー必要量（付加量）

エネルギー		推定エネルギー必要量[1,2]
エネルギー（kcal/日）	（初期）	＋50
	（中期）	＋250
	（後期）	＋450

妊婦の食事摂取基準（付加量）

栄養素			推定平均必要量[3]	推奨量[3]	目安量	目標量
たんぱく質（g/日）		（初期）	＋0	＋0	—	—
		（中期）	＋5	＋5	—	—
		（後期）	＋20	＋25	—	—
（%エネルギー）		（初期）				13～20[4]
		（中期）				13～20[4]
		（後期）				15～20[4]
脂　質		脂質（%エネルギー）	—	—	—	20～30[4]
		飽和脂肪酸（%エネルギー）	—	—	—	7以下[4]
		n－6系脂肪酸（g/日）	—	—	9	—
		n－3系脂肪酸（g/日）	—	—	1.6	—
炭水化物		炭水化物（%エネルギー）	—	—	—	50～65[4]
		食物繊維（g/日）	—	—	—	18以上
ビタミン	脂溶性	ビタミンA（μgRAE/日）[5]（初期・中期）	＋0	＋0	—	—
		（後期）	＋60	＋80	—	—
		ビタミンD（μg/日）	—	—	8.5	—
		ビタミンE（mg/日）[6]	—	—	6.5	—
		ビタミンK（μg/日）	＋0	＋0	150	—
	水溶性	ビタミンB_1（mg/日）	＋0.2	＋0.2	—	—
		ビタミンB_2（mg/日）	＋0.2	＋0.3	—	—
		ナイアシン（mgNE/日）	＋0	＋0	—	—
		ビタミンB_6（mg/日）	＋0.2	＋0.2	—	—
		ビタミンB_{12}（μg/日）	＋0.3	＋0.4	—	—
		葉酸（μg/日）[7,8]	＋200	＋240	—	—
		パントテン酸（mg/日）	—	—	5	—
		ビオチン（μg/日）	—	—	50	—
		ビタミンC（mg/日）	＋10	＋10	—	—
ミネラル	多量	ナトリウム（mg/日）	600	—	—	—
		（食塩相当量）（g/日）	1.5	—	—	6.5未満
		カリウム（mg/日）	—	—	2,000	2,600以上
		カルシウム（mg/日）	＋0	＋0	—	—
		マグネシウム（mg/日）	＋30	＋40	—	—
		リン（mg/日）	—	—	800	—
	微量	鉄（mg/日）（初期）	＋2.0	＋2.5	—	—
		（中期・後期）	＋8.0	＋9.5	—	—
		亜鉛（mg/日）	＋1	＋2	—	—
		銅（mg/日）	＋0.1	＋0.1	—	—
		マンガン（mg/日）	—	—	3.5	—
		ヨウ素（μg/日）[9]	＋75	＋110	—	—
		セレン（μg/日）	＋5	＋5	—	—
		クロム（μg/日）	—	—	10	—
		モリブデン（μg/日）	＋0	＋0	—	—

1　エネルギーの項の参考表に示した付加量である。
2　妊婦個々の体格や妊娠中の体重増加量及び胎児の発育状況の評価を行うことが必要である。
3　ナトリウム（食塩相当量）を除き，付加量である。
4　範囲に関しては，おおむねの値を示したものであり，弾力的に運用すること。
5　プロビタミンAカロテノイドを含む。
6　α－トコフェロールについて算定した。α－トコフェロール以外のビタミンEは含んでいない。
7　妊娠を計画している女性，妊娠の可能性がある女性及び妊娠初期の妊婦は，胎児の神経管閉鎖障害のリスク低減のために，通常の食品以外の食品に含まれる葉酸（狭義の葉酸）を400 μg/日摂取することが望まれる。
8　付加量は，中期及び後期にのみ設定した。
9　妊婦及び授乳婦の耐容上限量は，2,000 μg/日とした。

〔便　秘〕大腸の働きを抑える黄体ホルモンの分泌が増加するため，便秘が起こりやすい。予防には，食物繊維，油脂類の摂取，十分な水分補給が必要である。妊娠後期に子宮が増大すると，胃が圧迫され，１回の食事量は減少する。食事量が減ると，便秘を引き起こしやすくなるので，食事回数を増加させる必要がある。

5）妊娠後期の食生活の留意点

〔妊娠高血圧症候群〕2005（平成17）年４月より，従来の名称「妊娠中毒症」が「妊娠高血圧症候群」(pregnancy induced hypertension：PIH）に改められた。妊娠20週以降，分娩後12週までに高血圧がみられる場合，または高血圧にたんぱく尿を伴う場合のいずれかで，かつこれらの症状が単なる妊娠の偶発合併症によるものではないものをいう（表８－２）。

表８－２　妊娠高血圧症候群の生活指導および栄養指導

1．生活指導
・安　静
・ストレスを避ける
［予防には軽度の運動，規則正しい生活がすすめられる］
2．栄養指導（食事指導）
a）エネルギー摂取（総カロリー）
非妊時BMI24以下の妊婦：30kcal×理想体重（kg）＋200kcal/日
非妊時BMI25以上の妊婦：30kcal×理想体重（kg）/日
［予防には妊娠中の適切な体重増加がすすめられる］
BMI（Body Mass Index）＝体重（kg）/（身長（m））^{2}
BMI＜18では10～12kg増
BMI18～24では7～10kg増
BMI＞24では５～７kg増
b）塩分摂取
７～８g/日に制限する（極端な塩分制限はすすめられない）。
［予防には10g/日以下がすすめられる］
c）水分摂取
１日尿量500ml以下や肺水腫では前日尿量に500mlを加える程度に制限するが，それ以外は制限しない。
口渇を感じない程度の摂取が望ましい。
d）たんぱく質摂取量
理想体重×1.0g/日
［予防には理想体重×1.2～1.4g/日が望ましい］
e）動物性脂肪と糖質は制限し，高ビタミン食とすることが望ましい。
［予防に食事摂取カルシウム（１日900mg）に加え，１～２g/日のカルシウム摂取が有効との報告もある。また海藻中のカリウムや魚油，肝油（不飽和脂肪酸），マグネシウムを多く含む食品に高血圧予防効果があるとの報告もある］

注）重症，軽症とも基本的には同じ指導で差し支えない。混合型ではその基礎疾患の病態に応じた内容に変更することがすすめられる。

（日本産科婦人科学会，1998）

・発症頻度：全妊婦の7～10％程度を占める。
・発症危険因子：初産婦，妊娠高血圧症候群や子癇の家族歴を有する妊婦，高齢妊婦，若年妊婦，肥満妊婦，多胎妊婦および糖尿病，本態性高血圧，慢性腎炎合併妊娠等。

〔妊娠貧血〕ヘモグロビン濃度11.0g/dL未満，ヘマトクリット値33％未満の場合をいう（WHO）。血漿の増加量に比し，血球の増加量が伴わず，血液希釈状態（妊婦水血症）となることである。

・予防と改善：鉄含有量の多い食品を積極的に摂取，たんぱく質の十分な摂取，鉄の吸収を高めるビタミンC，ヘム合成に関与するビタミンB_6・ビタミンB_{12}・葉酸・銅の摂取。鉄の吸収を阻害するタンニン・フィチン酸を避ける。

1.2 授　乳　期

（1）授乳婦の特徴

授乳期の栄養は，母体の回復と母乳分泌促進の目的で重要である。母乳は，乳児にとって大切な栄養補給源であり，さらには**免疫物質の給源**でもある。

（2）授乳婦の生活上の問題点

・薬剤・飲酒・喫煙：すべて母乳中に分泌されることがわかっている。
・残留農薬・食品添加物：できるだけ汚染度の少ない，安全性の高い食品を選択するよう留意する。
・ストレス・疲労・睡眠不足：母乳分泌に大きく影響する。過度のストレスや疲労により，母乳が出なくなることもある。母乳育児（授乳・断乳），離乳・離乳食の指導および支援が重要である。家族なども含めて，ストレスや不安感を避ける生活環境を確保するよう努める。母親自身の健康状態の良否や職場復帰も大きな影響がある。

（3）授乳婦の栄養指導のポイント

産後は肥満しやすい。肥満が解消されないと，その後，生活習慣病（糖尿病・脂質異常症・高血圧など）に移行しやすい。たんぱく質，カルシウム，鉄，ビタミンが不足しないよう注意し，バランスのよい食事を心がける。

1）授乳期の食事摂取基準（表8－3）

〔付加量〕推定エネルギー必要量は，正常な妊娠・分娩を経た授乳婦が授乳中に妊娠前と比べて余分に摂取すべきと考えられるエネルギー量を付加量とした。

推定平均必要量および推奨量は，母乳含有量を元に付加量を設定した。

目安量は，乳児の発育に問題ないと想定される日本人授乳婦の摂取量の中央値を用いることとし，これらの値が明らかでない場合は，非授乳時の値を用いることとした。

目標量は，非授乳女性と同じ基準とした。

表 8－3　授乳婦の食事摂取基準（2020年版）

授乳婦の推定エネルギー必要量（付加量）

エネルギー	推定エネルギー必要量[1]
エネルギー（kcal/日）	＋350

授乳婦の食事摂取基準（付加量）

栄養素			推定平均必要量[2]	推奨量[2]	目安量	目標量
たんぱく質（g/日）			+15	+20	—	—
		（%エネルギー）				15～20[3]
脂　質		脂質（%エネルギー）	—	—	—	20～30[3]
		飽和脂肪酸（%エネルギー）	—	—	—	7以下[3]
		n－6系脂肪酸（g/日）	—	—	10	—
		n－3系脂肪酸（g/日）	—	—	1.8	—
炭水化物		炭水化物（%エネルギー）	—	—	—	50～65[3]
		食物繊維（g/日）	—	—	—	18以上
ビタミン	脂溶性	ビタミンA（μgRAE/日）[4]	+300	+450	—	—
		ビタミンD（μg/日）	—	—	8.5	—
		ビタミンE（mg/日）[5]	—	—	7.0	—
		ビタミンK（μg/日）	—	—	150	—
	水溶性	ビタミンB_1（mg/日）	+0.2	+0.2	—	—
		ビタミンB_2（mg/日）	+0.5	+0.6	—	—
		ナイアシン（mgNE/日）	+3	+3	—	—
		ビタミンB_6（mg/日）	+0.3	+0.3	—	—
		ビタミンB_{12}（μg/日）	+0.7	+0.8	—	—
		葉酸（μg/日）	+80	+100	—	—
		パントテン酸（mg/日）	—	—	6	—
		ビオチン（μg/日）	—	—	50	—
		ビタミンC（mg/日）	+40	+45	—	—
ミネラル	多量	ナトリウム（mg/日）	600	—	—	—
		（食塩相当量）（g/日）	1.5	—	—	6.5未満
		カリウム（mg/日）	—	—	2,200	2,600以上
		カルシウム（mg/日）	+0	+0	—	—
		マグネシウム（mg/日）	+0	+0	—	—
		リン（mg/日）	—	—	800	—
	微量	鉄（mg/日）	+2.0	+2.5	—	—
		亜鉛（mg/日）	+3	+4	—	—
		銅（mg/日）	+0.5	+0.6	—	—
		マンガン（mg/日）	—	—	3.5	—
		ヨウ素（μg/日）[6]	+100	+140	—	—
		セレン（μg/日）	+15	+20	—	—
		クロム（μg/日）	—	—	10	—
		モリブデン（μg/日）	+3	+3	—	—

1　エネルギーの項の参考表に示した付加量である。
2　ナトリウム（食塩相当量）を除き，付加量である。
3　範囲に関しては，おおむねの値を示したものであり，弾力的に運用すること。
4　プロビタミンAカロテノイドを含む。
5　α-トコフェロールについて算定した。α-トコフェロール以外のビタミンEは含んでいない。
6　妊婦及び授乳婦の耐容上限量は，2,000μg/日とした。

2. 乳 児 期

（1）乳児期の特徴

出生後から満1歳までを乳児，そのうち生後4週までを新生児という。

乳児期は人生でもっとも成長が著しい時期である。精神面の発達も活発である。身長は1年で1.5倍，体重は生後3～4か月で2倍，1年で3倍となる。ただし，個人差（発育速度）が大きいことに留意する。

発育の状態の確認には「カウプ指数」が用いられる。

カウプ指数＝体重（g）／身長（cm）^{2} × 10
<乳児期の判定>　14以下：やせぎみ　15～17：標準　18以上：肥満ぎみ

（2）乳児の食生活上の問題点

感染に対する抵抗力が未熟なため，衛生面での十分な配慮が必要である。

食物摂取，消化吸収能力が不十分なため，離乳期に入ったら，調理形態の配慮が必要である。個人差が大きいので，個別の対応が必要である。

（3）乳児の栄養指導のポイント

1）授乳期の栄養（図8－1）

乳児期前半を授乳期といい，乳汁により栄養供給している時期である。

母乳だけでの育児栄養法を母乳栄養といい，乳児栄養の基本である。

医学的理由，就労などによって母乳の代わりに人工乳（育児用調製粉乳など）だけで行う育児栄養法を人工栄養という。

また，母乳に一部人工乳を補うことを混合栄養という。母乳不足の場合には母乳を先に飲ませた後，足りない分を人工乳で補う。

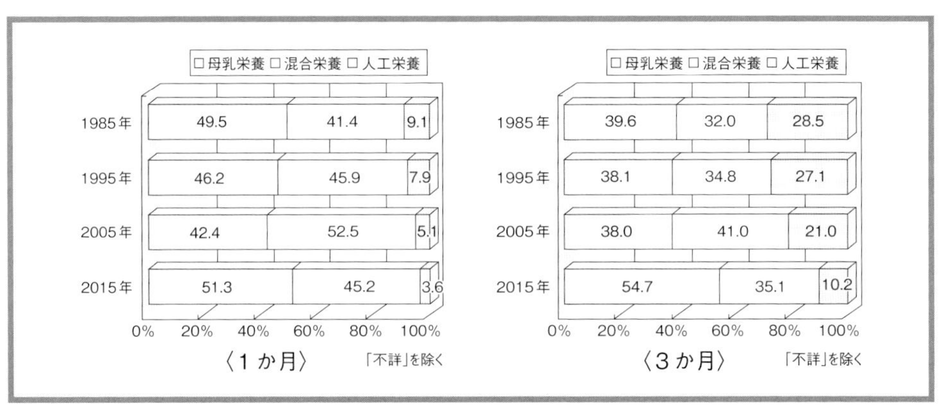

図8－1　授乳期における栄養方法の推移

出典）厚生労働省：「平成27年度乳幼児栄養調査報告書」

就労などさまざまな理由で授乳時間が制限される場合は，その時間は人工栄養とし，母乳を与えられる時間には母乳栄養とする。

〔母乳栄養の利点〕

・栄養成分：乳児の成長段階に応じ，理想的な栄養成分組成に変化。

初　乳：出産後数日間分泌される母乳。免疫物質を多く含む（感染症を防止）。

移行乳：初乳から成熟乳に至るまでの母乳。

成熟乳：出産後，10日目以降の母乳。

・免疫物質：母親由来の免疫物質を含むため，感染症を予防（特に初乳に多く含まれる）。

・消化・吸収：乳児の消化・吸収・代謝には最適で，未熟な内臓への負担が少ない。異種たんぱくによるアレルギーを起こしにくい。

・スキンシップ：母子の肌と肌との触れ合いが情緒安定をもたらす。母子の絆を深める。

・経済的：調製粉乳，調乳器具などの必要がない。調乳の必要もなく，そのまますぐに与えられる。つねに適温である。

・母体回復：乳児が母乳を吸うことにより，オキシトシンの分泌を促進（乳汁を分泌させる，子宮を収縮させる）するため，母体の回復を促す。

〔人工栄養の特徴〕

・単一処方：月齢に関係なく，濃度はすべて一定に調製する。

・量と回数：発育状況に応じ，授乳する回数と1回の量を調節する。

・自律授乳：原則として，乳児の欲しがるときに欲しがるだけ与える。ただし，生後2か月ごろまでは食欲中枢機能が未熟なため，飲みすぎになりやすく，注意が必要である。

〔人工栄養の種類〕

・健常児用：育児用調製粉乳，フォローアップミルク，低出生体重児用粉乳。

・治療用：大豆乳，無乳糖粉乳，低ナトリウム特殊粉乳，カゼイン加水分解乳，MCT乳，先天性代謝異常症用特殊ミルク（フェニルケトン尿症用，メープルシロップ尿症用，ホモスチン尿症用，ガラクトース血症用）など。

2）離 乳 期

乳児期後半を離乳期という。乳汁栄養から半固形食，固形食へと移行する過程である。

〔離乳の意義〕

・栄　養：乳汁だけではエネルギーその他の栄養素が不足となる。特に，胎児期からの貯蔵鉄が不足となる。

・咀　嚼：7か月ごろより歯が生えはじめ，固形食の摂食が可能となる。また，あごや舌の運動も発達する。

・消　化：消化器官の発達により，消化酵素の分泌が促進される。

離乳の開始前に果汁を与えることについて

離乳開始前の乳児にとって，最適な栄養源は乳汁（母乳または育児用ミルク）である。離乳の開始前に果汁を与えることについては，果汁の摂取により，乳汁の摂取量が減少すること，たんぱく質，脂質，ビタミン類や鉄，カルシウム，亜鉛などのミネラル類の摂取量低下が危惧されること，また乳児期以降の果汁の過剰摂取傾向と低栄養や発育障害との関連が報告されており，栄養学的な意義は認められていない。また，咀嚼機能の発達の観点からも通常5～7か月ごろにかけて哺乳反射が減弱・消失していく過程でスプーンが口に入ることも受け入れられていくようになるので，スプーンの使用は離乳の開始以降でよい。

		離乳の開始 → 離乳の完了			
		以下に示す事項は、あくまでも目安であり、子どもの食欲や成長・発達の状況に応じて調整する。			
		離乳初期 生後5～6か月頃	離乳中期 生後7～8か月頃	離乳後期 生後9～11か月頃	離乳完了期 生後12～18か月頃
食べ方の目安		○子どもの様子をみながら1日1回1さじずつ始める。 ○母乳や育児用ミルクは飲みたいだけ与える。	○1日2回食で食事のリズムをつけていく。 ○いろいろな味や舌ざわりを楽しめるように食品の種類を増やしていく。	○食事リズムを大切に、1日3回食に進めていく。 ○共食を通じて食の楽しい体験を積み重ねる。	○1日3回の食事リズムを大切に、生活リズムを整える。 ○手づかみ食べにより、自分で食べる楽しみを増やす。
調理形態		なめらかにすりつぶした状態	舌でつぶせる固さ	歯ぐきでつぶせる固さ	歯ぐきで噛める固さ
1回当たりの目安量					
Ⅰ	穀類（g）	つぶしがゆから始める。 すりつぶした野菜等も試してみる。 慣れてきたら、つぶした豆腐・白身魚・卵黄等を試してみる。	全がゆ 50～80	全がゆ 90～軟飯80	軟飯80～ ご飯80
Ⅱ	野菜・果物（g）		20～30	30～40	40～50
Ⅲ	魚（g）		10～15	15	15～20
	又は肉（g）		10～15	15	15～20
	又は豆腐（g）		30～40	45	50～55
	又は卵（個）		卵黄1～ 全卵1／3	全卵1／2	全卵1／2～ 2／3
	又は乳製品（g）		50～70	80	100
歯の萌出の目安			乳歯が生え始める。	1歳前後で前歯が8本生えそろう。	離乳完了期の後半頃に奥歯（第一乳臼歯）が生え始める。
摂食機能の目安		口を閉じて取り込みや飲み込みが出来るようになる。	舌と上あごで潰していくことが出来るようになる。	歯ぐきで潰すことが出来るようになる。	歯を使うようになる。

※衛生面に十分に配慮して食べやすく調理したものを与える

図8－2　離乳の進め方の目安

出典）厚生労働省：「授乳・離乳の支援ガイド」（2019年改定版）

・味　覚：味覚の形成期で，幅広い食体験をすることで発達を促進する。また，味覚だけではなく，嗅覚，視覚，聴覚，触覚などあらゆる感覚器官の発達を促す。
・精神発達：豊かな食習慣を形成するための基礎づくりとなる。食を通じたコミュニケーション，食環境づくりなどが重要。

〔離乳食の開始〕離乳の開始とは，なめらかにすりつぶした状態の食べ物を初めて与えたときをいう。生後5，6か月が適当である。離乳を開始する発達の目安は，① 首のすわりがしっかりしている，② 支えてやると座れる，③ 食べ物に興味を示す，④ スプーンなどを口に入れても舌で押し出すことが少なくなる（哺乳反射の減弱）こと等である。

〔離乳食の進め方〕「授乳・離乳の支援ガイド」（2019年改定版）を目安にし，進めるとよい（図8－2）。ただし，この時期は成長・発育において個人差が大きいため個々の乳児の状況に応じ，また，その時々の健康状態や食欲に配慮して行う。

〔離乳食の完了〕形ある食べ物をかみつぶすことができるようになり，エネルギーや栄養素の大部分が母乳または育児用ミルク以外の食べ物から摂れるようになった状態をいう。その時期は生後12か月～18か月ごろである。咀嚼機能は，奥歯が生えるのに伴い発達し，乳歯の生えそろう3歳ごろまでに獲得される。

離乳の完了における乳汁摂取について

離乳完了における食事回数は，1日3回，その他に1日1～2回の間食を目安とする。乳汁（母乳または育児用ミルク）は，一人ひとりの子どもの離乳の進行および完了の状況に応じて与える。離乳の完了は，母乳または育児用ミルクを飲んでいない状況を意味するものではない。

3. 幼 児 期

満1歳から学童期に達するまでを「幼児期」という。乳児期に次いで成長・発育の著しい時期である。体重増加よりも身長の伸びが顕著な時期である。

（1）幼児期の特徴

・精　神：情緒面の発達が著しく，複雑な精神生活となる。
・運　動：一人で歩き回るようになり，運動が活発となり，さまざまな活動や行動ができるようになる。
・摂　食：自分で食べる，道具を使えるようになる。2歳でスプーン・フォーク，3歳ではし・コップなどを使用できるようになる。
・消　化：乳歯も生えそろって咀嚼機能が発達，消化・吸収の能力も向上する。
・食習慣：食事を通したしつけとして，生活リズム，食事マナー，周囲とのコミュニケーション，衛生面の配慮等を学び，また正しい食習慣を身につける。

（2）幼児の食生活上の問題点

〔肥　満〕肥満の判定には，「**カウプ指数**」を用いる（p.100参照）。幼児期の肥満の判定は，15～17ならば標準，20以上は肥満ぎみである。幼児期の肥満は，放置すると成人肥満へ移行すると示唆されている。

〔欠　食〕朝食の欠食が多い。親の生活時間に影響され，夜型行動パターン（子どもの就寝が22時以降）が増加していることなどが原因となっている。

〔偏　食〕特定食品の偏食（野菜嫌い，軟食嗜好など）が多い。周囲の大人の言動や態度に大きく影響される。

〔こ　食〕**孤食**（一人で食べる），**子食**（子どもだけで食べる），**個食**（食事内容が家族と異なる）などでは，食欲が劣り，栄養摂取状況も悪くなる。また，食への興味・関心が薄れる。

〔虫　歯〕生えたばかりの歯は，特に虫歯になりやすいので，この時期の予防が重要である。この時期の歯磨き習慣の確立が重要である。

〔かめない子〕やわらかい食べ物ばかりを好んでいるとかむ力が育たず，あごの発達不全，歯並び不良により，咀嚼力がつかない。かたい，歯ごたえのある食品を与える。

〔食物アレルギー〕食物アレルギーとは，「食物によって引き起こされる抗原特異的な免疫学的機序を介して生体にとって不利益な症状が惹起される現象」をいうと定義されている。食物アレルギーの対応においては，「食物アレルギーの栄養食事指導の手引き2022」および「食物アレルギー診療ガイドライン2021」を目安に慎重な対応が必要である（表8－4，図8－3，表8－5）。

表8－4　年齢別食物アレルギーの主な原因食品（新規発症別）

n＝2,764

	0歳 (1,356)	1，2歳 (676)	3-6歳 (369)	7-17歳 (246)	≧18歳 (117)
1	鶏　卵 55.6%	鶏　卵 34.5%	木の実類 32.5%	果物類 21.5%	甲殻類 17.1%
2	牛　乳 27.3%	魚卵類 14.5%	魚卵類 14.9%	甲殻類 15.9%	小　麦 16.2%
3	小　麦 12.2%	木の実類 13.8%	落花生 12.7%	木の実類 14.6%	魚　類 14.5%
4		牛　乳 8.7%	果物類 9.8%	小　麦 8.9%	果物類 12.8%
5		果物類 6.7%	鶏　卵 6.0%	鶏　卵 5.3%	大　豆 9.4%

年齢群毎に5%以上を占めるものを上位5位表記

出典）厚生労働科学研究班：「食物アレルギーの栄養食事指導の手引き2022」

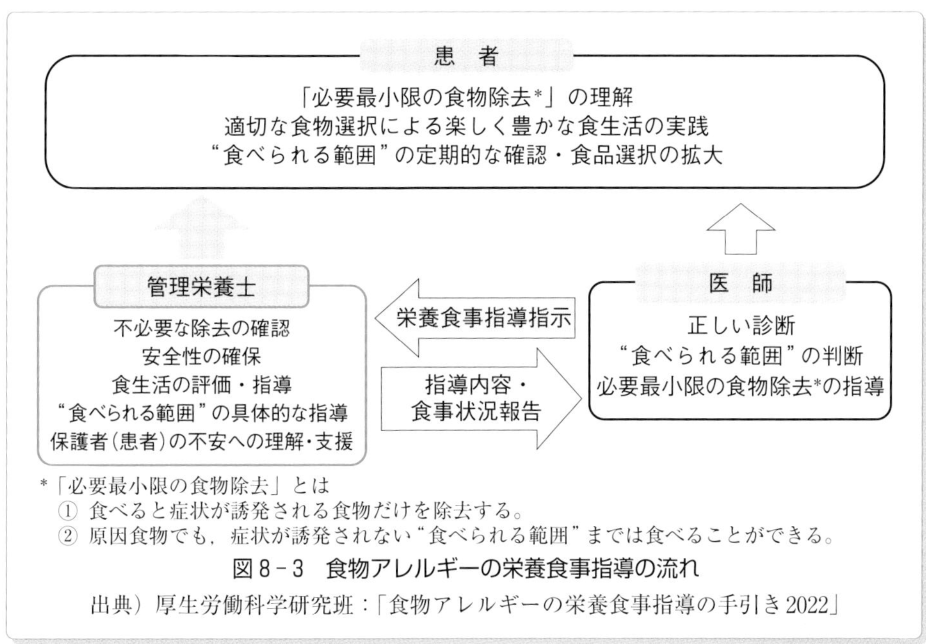

*「必要最小限の食物除去」とは
① 食べると症状が誘発される食物だけを除去する。
② 原因食物でも，症状が誘発されない“食べられる範囲”までは食べることができる。

図 8－3　食物アレルギーの栄養食事指導の流れ

出典）厚生労働科学研究班：「食物アレルギーの栄養食事指導の手引き 2022」

表 8－5　食物アレルギーの保護者（患者）の悩みと対応例

患者あるいは保護者の抱える食生活に関する悩みを受け止め，その内容を整理し，解消するための情報提供や支援を行う。

〈悩み〉 いつまで食物除去をしなければならないのか先が見えない
〈対応〉 小児の鶏卵・牛乳・小麦アレルギーは3歳までに約50%，5～6歳までに約60～70%が治るため，定期的に食物経口負荷試験を受けることで解除を期待できることを伝える。
〈悩み〉 食品表示に書かれている用語がわからない
〈対応〉 紛らわしい表示など用語の解説を行い，除去が必要かどうかを説明する。
〈悩み〉 利用できる食品の選択肢が少ない
〈対応〉 市販の食物アレルギーに配慮された食品，入手方法を紹介する。
〈悩み〉 献立のレパートリーが少ない
〈対応〉 主な除去食物に対応した主食，主菜，間食などのレシピを用意しておき，患者の除去状況に応じたレシピを紹介する。また，味付けなどの工夫点を伝える。
〈悩み〉 外食が自由にできない
〈対応〉 アレルギーに配慮された料理を提供してくれる近隣の店の情報を収集しておき，その情報を提供する。ただし，重篤な患者の場合は外食の危険性を十分に説明する。
〈悩み〉 周囲の理解を得られない
〈対応〉 本手引きなどを利用し，食物アレルギーの最新かつ正しい知識を周囲の方々にも理解してもらえるように促す。

出典）厚生労働科学研究班：「食物アレルギーの栄養食事指導の手引き 2022」

（3）幼児の栄養指導のポイント

1）食事計画

・生活リズム：１日の規則正しい食事で，生活リズムをつくる。朝食・昼食・夕食３回の食事に，１～２回の間食を摂る。

・栄養バランス：食事の配分バランスは，朝食25～30％，昼食30％，夕食25～30％，間食10～20％くらいとする。

・うす味：新しい味を覚えて味覚を形成する時期なので，味つけはうす味とし，素材そのものの味を理解する。

・メニューの多様化：さまざまな食品を使用し，味つけ，調理法などバラエティーに富んだものにする。メニューが偏り，固定化すると栄養バランスも崩れやすく，正しい食習慣が確立できない。特に，和風メニューを取り入れた一汁三菜を意識するとよい。

・家族団らん：食事を楽しむ，食への感謝，食への興味など，食を通しての教育，成長の場として重要である。

2）間　　食

幼児期は，消化・吸収能力が未熟のため，１回の食事量は少ない。そのため，必要な栄養を満たすには３食では補いきれず，間食が必要となる。また，この時期は新陳代謝が激しく，水分補給も必要である。よって，間食は食事の一部として，３食で不足しがちな栄養素の補給と水分を補うことがその目的といえる。

さらに，間食は「楽しみ」としての役割もあり，食生活に潤いを与えるものであることを忘れてはならない。時間や回数は不規則にならないよう注意し，食事との間隔を２時間以上空け，次の食事に影響しないよう配慮する。

4．学童期・思春期

4.1 学　童　期

小学校在学中の１年生～６年生までを「学童期」という。

（1）学童期の特徴

・成　長：低学年と高学年では発育状況が著しく異なる。高学年は第二次性徴期となり，身体機能の成長が著しい。男子は11歳ごろより骨格や筋肉が発達，女子は９歳ごろより皮下脂肪の蓄積が顕著となり，男女の性別差も現れてくる。

・精　神：自己による意思決定が徐々にできるようになる。社会性が広がり，家庭生活中心から学校生活（集団生活）中心へと変化する。

・食生活：母親・保護者への食依存から自由な意思，嗜好に基づく食習慣，食選びが徐々に増えていく。

・学校給食：学校教育の一環としての教材（食教育）。栄養教諭（表８－６）を中心とした学校・家庭・地域などの連携した食教育システムが重要である（第３章p.31参照）。

表８－６　栄養教諭制度の概要

○趣　旨

食生活を取り巻く社会環境が大きく変化し，食生活の多様化が進む中で，朝食をとらないなど子どもの食生活の乱れが指摘されており，子どもが将来にわたって健康に生活していけるよう，栄養や食事のとり方などについて正しい知識に基づいて自ら判断し，食をコントロールしていく「食の自己管理能力」や「望ましい食習慣」を子どもたちに身につけさせることが必要となっている。

このため，食に関する指導（学校における食育）の推進に中核的な役割を担う「栄養教諭」制度が創設され，平成17年度から施行されている。

○職　務

食に関する指導と給食管理を一体のものとして行うことにより，地場産物を活用して給食と食に関する指導を実施するなど，教育上の高い相乗効果がもたらされる。

(1) 食に関する指導

① 肥満，偏食，食物アレルギーなどの児童生徒に対する個別指導を行う。

② 学級活動，教科，学校行事等の時間に，学級担任等と連携して，集団的な食に関する指導を行う。

③ 他の教職員や家庭・地域と連携した食に関する指導を推進するための連絡・調整を行う。

(2) 学校給食の管理

栄養管理，衛生管理，検食，物資管理等

（2）学童期の食生活上の問題点

「児童生徒の食事状況等調査結果」（日本スポーツ振興センター，2010年）の「食生活調査編」では，次のような報告がなされている。

・朝食欠食率は男子で増加：2007（平成19）年度調査と比較して，「朝食をほとんど食べない」と回答した小学生男子は1.6％→1.8％に増加，小学生女子は1.5％→1.2％に減少，中学生男子2.9％→3.8％に増加，中学生女子2.8％→1.9％に減少と，女子は減少しているが，小中学校共に男子の欠食率が増加している。小学生全体では1.6％→1.5％に減少した。

・学校給食を残さず食べる児童の増加：「学校給食をいつも全部食べる」と回答した児童は，2005年度，2007年度，2010年度調査を比較すると，小学生全体で45.4％→54.7％→56.9％と増加していた。

・食事で気をつけていること：2007年度調査と比較すると小学生全体で，「朝・昼・夕3食必ず食べる」88.8％，「楽しく食べる」75.0％→82.4％，「牛乳や小魚を食べる」65.5％→73.3％，「栄養バランスを考えて食べる」39.0％→41.6％など多くの項目で増加しており，食事に関する意識の向上がみられる。

・おやつを食べる児童は横ばい：2005年度，2007年度調査と比較して，「おやつをほとんど毎日食べる」と回答した児童は，24.5％→28.1％→25.8％であった。

・孤食状態の増加：2007年度調査と比較して，朝食では「一人で食べる」が11.4％→15.3％に増加し，夕食でも「一人で食べる」が1.5％→2.2％に増加していた。

（3）学童期の栄養指導のポイント

〔肥満の判定〕

ローレル指数

ローレル指数＝体重（kg）／身長（cm）^{3} × 10^7

＜判　定＞　100以下：やせすぎ　101～117：やせぎみ　118～148：標準
149～159：やや肥満　160以上：肥りすぎ

身長別標準体重による肥満度

肥満度（過体重度）＝（実測体重（kg）－身長別標準体重（kg））／身長別標準体重（kg）×100

※身長別標準体重の求め方は，表8－7を参照。

＜判　定＞　20％以上：肥満傾向　20以上30％未満：軽度肥満
30以上50％未満：中程度肥満　50％以上：高度肥満

学童期の肥満は，エネルギー過剰摂取による「単純性肥満」がほとんどである。学童期の肥満は，放置すると成人期の肥満を招き，動脈硬化，高血圧，糖尿病などの生活習慣病へと移行する。さらに，肥満は劣等感につながり，運動機能の低下，学業成績への影響も指摘されている。肥満者の増加傾向は，男子に多いのが特徴であり，逆

表８-７　身長別標準体重による肥満度の算出方法

肥満度(過体重度)(%)＝(実測体重(kg)－身長別標準体重(kg))／身長別標準体重(kg)×100
※肥満度が，20%以上であれば肥満傾向とし，20%以上30%未満を軽度，30%以上50%未満を中等度，50%以上を高度の肥満と判定する。

身長別標準体重を求める計算式：身長別標準体重（kg）＝ａ×実測身長（cm）－ｂ

男子の係数		年齢（歳）	女子の係数	
a	b		a	b
0.386	23.699	5	0.377	22.750
0.461	32.382	6	0.458	32.079
0.513	38.878	7	0.508	38.367
0.592	48.804	8	0.561	45.006
0.687	61.390	9	0.652	56.992
0.752	70.461	10	0.730	68.091
0.782	75.106	11	0.803	78.846
0.783	75.642	12	0.796	76.934
0.815	81.348	13	0.655	54.234
0.832	83.695	14	0.594	43.264
0.766	70.989	15	0.560	37.002
0.656	51.822	16	0.578	39.057
0.672	53.642	17	0.598	42.339

に，高学年女子においては異常な「やせ志向」をもつ者が増加している。

・運動療法：軽い運動の継続と，日常生活の中で消費エネルギー量を増加させる工夫（身体活動を高める＝外遊び，お手伝いなど）をする。
・食事療法：成長期であるため，発育を阻害しない配慮が必要である。そのためには，良質のたんぱく質，ミネラル，ビタミンは十分に摂取させる。体重を減らすのではなく，身長を伸ばして，体重増加を抑えるよう努力させる。

〔食物アレルギー〕日本における食物アレルギー有病率は，乳児が約10%，３歳児で約５%，学童期以降が1.3～2.6%程度とされる。全年齢を通し，日本では推定１～２%程度の有病率であると考えられる。学童期は，行動範囲も広がり，親の目の届く範囲外での飲食も考えられるため，児童へのアレルギーに対する対処法教育が重要となる。学校現場では，教諭・養護教諭・栄養教諭・校医などの連携と協力が必要である（アレルギー児童への食指導・体調管理および精神的サポート，その他の児童の反応と対応など）。学校給食では，学校と家庭との連絡，報告，および主治医からの診断書に基づく「除去食」・「代替食」による対応（慎重なリスク管理が必要）をしている。

〔欠　食〕夜型の生活リズム（塾通い，習い事，ゲーム・テレビなどによる就寝時刻の遅延）により，朝食の欠食，朝食の簡素化が多く見受けられる。これには，保護者の生活リズムの乱れが大きく影響している。

また，誤った「やせ志向」による欠食は，高学年女子に特に多い傾向にあり，食教育における対処が必要である。

・欠食の予防：① 規則正しい生活リズム，② 睡眠時間の確保，③ 適正な運動（身体活動）。
　生活リズムを整え，欠食をしないための運動として，「早寝早起き朝ごはん」運動（文部科学省）を展開している。

〔偏　食〕① 嫌いなものは食べない（野菜，魚など），② 好きなものしか食べない（糖分の多い菓子・スナック菓子・インスタント食品・清涼飲料などの過食，ファストフードなどの手軽な外食）状態をいう。偏食からエネルギー・脂質・食塩の摂りすぎ，カルシウム・鉄・ビタミンの不足となり，栄養の偏りが生じる。

・偏食の予防：① 乳幼児期からさまざまな食品・食事および調理形態を体験させる，② 食への関心を深める（食事づくりへの参加，さまざまな食体験），③ 保護者に子どもの食事・食生活状況を再認識させる。

〔こ　食〕**孤食**，**子食**，**個食**が増加している。

共働きで父親も母親も忙しい，子どもの塾通い・習い事など，家族それぞれの生活時間のずれ，家族・食事に対する意識の希薄（家族との食事よりほかの用事を優先）が原因と考えられている。食事を介したコミュニケーションが不足することにより，正しい食習慣や食事マナー，食文化の継承が困難となる。

4.2 思　春　期

（1）思春期の特徴

12・13歳ごろ～17・18歳ごろまでを「**思春期**」という。学童期に続き発育が旺盛な時期である。男女の差がより顕著となる。身体面・精神面における個人差が大きい。

・精　神：子どもから成人へと人格が形成される（自我の確立，自己意識の明確化）時期である。

・食生活：生涯の中でもっとも多くの栄養量が必要な時期である。また，自己決定による食行動が確立し，その食行動が習慣化するため，その後の青年期，成人期の食行動に大きく影響をもたらす。

（2）思春期の食生活上の問題点

〔肥　満〕思春期男子に増加の傾向である。エネルギー過剰摂取が原因の単純性肥満がほとんどである。これらは，成人期の肥満につながりやすく，生活習慣病に移行しやすいため，注意が必要ある。

・予　防：① 運動を生活の中に取り入れる，② 日常生活の中での身体活動量を増やす，③ 間食や外食の量や選び方を理解させ，実践させる。

〔やせ志向・貧血〕思春期女子の異常な「やせ志向」による過度の減食，欠食，偏食（野菜・果物・低エネルギー食品への依存）は，貧血，体力低下，抵抗力低下，無月経などを発生し，健康を害する。思春期の貧血の多くは，鉄欠乏性貧血である。

・貧血の原因：栄養素不足，急速な身体的成長，月経による失血など。

・予防と改善：① 自分の適正体重を把握し，目標値とする。② 規則正しい食習慣（バランスのよい食事，鉄分の多い食事）を心がける。

〔神経性食欲不振症〕10～20歳代の女性に多いのが特徴である。やせ志向や肥満恐怖，成熟拒否などの精神的な問題から，食行動異常を引き起こす精神疾患である。体型に対する正しい理解を認識させる必要がある。カウンセリングなどの精神面でのケアが必要である（表8－8）。

表8－8　神経性食欲不振症の診断基準（厚生労働省）

1．標準体重の－20％以上のやせ
2．食行動の異常（不食，大食，隠れ食いなど）
3．体重や体型についての歪んだ認識（体重増加に対する極端な恐怖など）
4．発症年齢：30歳以下
5．（女性ならば）無月経
6．やせの原因と考えられる器質性疾患がない。

（備考）1，2，3，5は既往歴を含む（例えば，－20％以上のやせがかつてあれば，現在はそうでなくても基準を満たすとする）。6項目すべてを満たさないものは，疑診例として経過観察する。

1 ある時期にはじまり，3か月以上持続。典型例は－25％以上やせている。－20％は一応の目安である（他の条項をすべて満たしていれば，初期のケースなどでは，－20％に達していなくてもよい）。米国精神医学会の基準（DSM-IV-TR）では－15％以上としている。標準体重は15歳以上では身長により算定（例，平田の方法）するが，15歳以下では実測値（例，平成12年度学校保健統計調査報告書）により求める。

平田法

身　長	標準体重
160cm以上	（身長cm － 100）× 0.9
150～160cm	（身長cm － 150）× 0.4 + 50
150cm以下	（身長cm － 100）

2 食べないばかりでなく，経過中には過食になることが多い。過食には，しばしば自己誘発性嘔吐や下痢利尿剤乱用を伴う。その他，食物の貯蔵，盗食などがみられる。また，過度に活動する傾向を伴うことが多い。

3 極端なやせ願望，ボディーイメージの障害（例えば，ひどくやせていてもこれでよいと考えたり，肥っていると感じたり，下腹や足など体のある部分がひどく肥っていると信じたりすること）などを含む。これらの点では病的と思っていないことが多い。この項は，自分の希望する体重について問診したり，低体重を維持しようとする患者の言動に着目すると明らかになることがある。

4 まれに30歳をこえる。ほとんどは25歳以下で思春期に多い*。

5 性器出血がホルモン投与によってのみ起こる場合は無月経とする。その他の身体症状としては，うぶ毛密生，徐脈，便秘，低血圧，低体温，浮腫などを伴うことがある。ときに男性例がある。

6 統合失調症による奇異な拒食，うつ病による食欲不振，単なる心因反応（身内の死亡など）による一時的な摂食低下などを鑑別する**。

*最近の傾向では30歳以上の発症例も多くみられる。

**やせをきたす器質性疾患には下垂体・視床下部腫瘍，慢性炎症性腸疾患，感染症，慢性膵炎，甲状腺機能亢進症，悪性腫瘍などがある。

・病　型：① 制限型（小食），② むちゃ食い／排出型（過食後の自己誘発性嘔吐や下剤・利尿剤の乱用）がある。
・治　療：食事療法，精神療法，行動療法，家族療法，薬物療法など。

（3）思春期の栄養指導のポイント

この時期は，自己の食行動が確立するときであるため，「自分の健康は自分で守る」という意識を明確に植えつける必要がある（図8－4）。特に，高校生では学校給食がなくなり，コンビニエンスストアやファストフード店の利用による自己の食選択の機

●食習慣チェック表●

1　食事は規則正しくとっていますか。
□はい　□どちらともいえない　□いいえ

2　食事はとりすぎないようにしていますか。
□はい　□どちらともいえない　□いいえ

3　間食はとりすぎないようにしていますか。
□はい　□どちらともいえない　□いいえ

4　夕食は就寝1時間30分前までに食べ終わっていますか。
□はい　□どちらともいえない　□いいえ

5　あまいものを食べすぎないようにしていますか。
□はい　□どちらともいえない　□いいえ

6　油っこいものはひかえめにしていますか。
□はい　□どちらともいえない　□いいえ

7　塩分をひかえめにしていますか。
□はい　□どちらともいえない　□いいえ

8　肉や魚はかたよりなく食べていますか。
□肉と魚をほぼ同じくらいずつ食べている　□魚よりも肉の方が多い　□肉ばかり食べている

9　大豆製品（豆腐、煮豆等）を食べていますか。
□1日1回は食べている　□週に2～3回は食べている　□ほとんど食べない

10　緑黄色野菜を食べていますか。
□1日1回以上は食べている　□週に2～3回は食べている　□ほとんど食べない

11　果物を食べていますか。
□1日1回は食べている　□週に2～3回は食べている　□ほとんど食べない

12　家族そろって食事をしていますか。
□ほとんど毎日している　□週に1～2回はしている　□していない

どこに問題点があるのかを
チェック表から考えてみましょう。

図8－4　中学生用食習慣チェック表
出典）文部科学省：食生活学習教材（中学生用）「食生活を考えよう」（2009）

会が増えるため，食教育の重要性は高い。

〔欠　食〕朝食の欠食は，学童期より増加する傾向にある。

〔夜　食〕塾通い，受験勉強などによる夜型の生活リズムによるものである。夜食を必要とする場合は，あらかじめ夜食のエネルギー量を考慮し，その残りを３食に配分するよう，食事計画を立てるとよい。夜食は，胃への負担の軽い，脂肪分の少ない消化のよいものが適当である。

〔間　食〕部活，塾通いなどによる生活リズムの乱れは，食事時間も不規則となり，さらには，食事内容も栄養バランスも崩しやすくなる（ファストフード・インスタント食品への依存，糖分の多い菓子類，脂質や食塩量の多いスナックなどの偏食）。

〔運　動〕部活等の運動選手，運動部員には，運動量に見合う食事内容を考慮する。空腹を満たすためだけのエネルギー量の多い食事や間食は避け，ビタミン，ミネラル，食物繊維など，不足しがちな栄養素を豊富に含むバランスのよい食事を心がける。

5. 成 人 期

（1）成人期の特徴

20～60歳未満を「成人期」という。成人期前半（20～30歳代）では安定しているが，後半（40～50歳代）では徐々に老化現象が始まり，加齢とともに基礎代謝，体力ともに低下する。

・生活面：前半は生活上変化の多い時期である。就職，結婚，出産，子育てなど生活スタイルの変化に伴い環境も変わる，社会的に自立し，活躍が期待できる時期である。後半は生活上安定してくるが，社会的に責任のある仕事に就くようになるため，ストレスがたまるなど，健康を害しやすいので注意が必要である。

（2）成人期の食生活上の問題点

「令和元年国民健康・栄養調査」（厚生労働省）では，次のような報告がなされている。

・「糖尿病が強く疑われる者」の割合（20歳以上）：男性19.7％，女性10.8％。この10年間でみると，男女とも有意な増減はみられない。

・肥満者（BMI≧25）の割合（20歳以上）：男性33.0％，女性22.3％。この10年間でみると，女性は有意な増減はみられないが，男性では2013（平成25）年から2019（令和元）年の間に有意に増加している。

・やせの者（BMI＜18）の割合（20歳以上）：男性3.9％，女性11.5％。この10年間でみると，男女とも有意な増減はみられない。20歳代女性の割合は20.7％である。

・運動習慣のある者の割合（20歳以上）：男性33.4％，女性25.1％。この10年間でみると，男性では有意な増減はなく，女性では有意に減少している。年代別にみると，最も低いのは男性40歳代18.5％，女性30歳代9.4％となっている。

・歩数の平均値（20歳以上）：男性6,793歩，女性5,832歩。この10年間でみると，男性では有意な増減はなく，女性では有意に減少している。

(3) 成人期の栄養指導のポイント

成人期では，健康寿命延伸のために，生活習慣病の予防が最重要課題であり，食事，運動，休養，飲酒，喫煙の問題について，個々に応じた十分な配慮が必要である。

〔肥　満〕成人期の肥満も単純性肥満がほとんどである。肥満は，メタボリックシンドローム，生活習慣病の重大な危険因子である。

・肥満の判定：体脂肪量測定，標準体重からの肥満度判定，体格指数など。
・肥満の予防と改善：① 適切なエネルギー量の摂取（標準体重を目標とした低エネルギー食）。② 消費エネルギー量を増大（積極的な運動および日常生活の中での活動量を増やす）。

〔や　せ〕思春期から続く「やせ志向」によるもので，成人期でも，年々その志向は広がり，20歳代だけでなく，30歳代，40歳代にも増加している。異常な「やせ」は母性（妊娠，出産，子育て）へ影響を及ぼす。また，高齢期の低栄養や虚弱にもつながる可能性があるため，注意が必要である。食事指導とともに体格に関する意識変容，精神面でのケアも必要となる。標準体重を目標とし，ビタミン，ミネラルが豊富なバランスのよい食事を摂れるよう指導する。

〔食・生活習慣〕

・睡眠と歩数：令和元年国民健康・栄養調査において，平均睡眠時間は男女とも6～7時間で，睡眠時間が6時間未満の者は男性37.5%，女性40.6%である。また，平均歩数は前頁を参照のこと。
・食塩摂取：令和元年国民健康・栄養調査における食塩摂取量の平均値（20歳以上）は，男性10.9g，女性9.3gである。男女ともに10年間で減少傾向にあるが，「日本人の食事摂取基準（2020年版）」の目標量（男性7.5g未満，女性6.5g未満）にはまだ達していない。

  減塩の工夫としては，① 塩分の強い食品，加工食品，インスタント食品の使用を控える，② 汁物は1日1回，③ かけ醤油からつけ醤油，だしわり醤油にする，④ 酸味，うま味を利用する，⑤ 香辛料，香味野菜，薬味を利用する，⑥ 塩分の少ない調味料，減塩食品の活用などがある。
・野菜・果物の摂取：令和元年国民健康・栄養調査において，野菜類摂取量の平均値（1人1日あたり，20歳以上）は，280.5gであり，どの年代でも目標の350 gには達していない。果実類の同平均値は，100.2 gで，目標の150 gに達していない。野菜類も果実類も20～40歳代の摂取量が少ない。

〔骨粗鬆症〕「骨粗鬆症は骨強度が低下し，骨折リスクが高くなる骨の障害で，骨強度は骨密度と骨の質の両方を反映する」と定義されている（アメリカの国立衛生研究所：2000年）。骨形成には，カルシウムやビタミンDの摂取に加えて，身体活動が必要である。また，女性ホルモンの**エストロゲン**が影響している。エストロゲン分泌は加齢とともに低下し，特に女性は閉経を迎えると，その低下が著しいため，閉経を境に骨粗鬆症の罹患が急増する。

・骨粗鬆症の予防：① カルシウム，ビタミンD，たんぱく質を十分に摂取する，② リンの摂りすぎはカルシウムの吸収を阻害するので注意する（Ca：P＝1：1～1：2），③ 適度な運動をする（カルシウムの骨への沈着を促進），④ 1日に30～60分程度の日光浴（プロビタミンD_3を活性化ビタミンDに変える）をする。

6. 高 齢 期

（1）高齢期の特徴

一般に60歳以上（保健医療分野では，WHOの定義65歳以上を使用する場合が多い）を「高齢期」という。身体的・生理的な老化現象（加齢に伴う生理的機能低下）を伴う場合が多い。また，病気に対する抵抗力が減少し，病気にかかりやすくなる。

老化現象には，① 基礎代謝の低下，② 心肺機能の低下，③ 消化液分泌機能の低下，④ 消化管運動機能の低下，⑤ 咀嚼力の低下などがあげられるが，個人差が著しい。

（2）高齢期の食生活上の問題点

・咀嚼力の低下：歯の脱落，脳梗塞・脳疾患の後遺症などにより起こる。食事は，適当な大きさに切って提供する（刻み食など）。口腔衛生に留意する。

・味覚機能の低下：味覚機能の鈍化により，濃い味つけを求めるようになる。

・骨粗鬆症の増加：閉経後の女性に急増する（前節，骨粗鬆症参照）。

（3）高齢期の栄養指導のポイント（表8－9）

〔寝たきり〕脳血管疾患，骨折が主な原因となる。寝たきりになると運動機能低下→筋力の低下→抵抗力の低下→褥創となるおそれがある。予防と改善のためには，① 体位を変える・座らせる・起き上がらせる，② 身体を拭き，清潔な状態を保つ，③ 栄養を十分に摂取させるとよい。

表8－9 「高齢者のための食生活指針」（1990年　厚生労働省）

① 低栄養に気をつけよう－体重低下は黄信号
② 調理の工夫で多様な食生活を－なんでも食べよう，だが食べ過ぎに気をつけて
③ 副食から食べよう－年をとったらおかずが大切
④ 食生活リズムに乗せよう－食事はゆっくり，欠かさずに
⑤ よく体を動かそう－空腹感は最高の味付け
⑥ 食生活の知恵を身につけよう－食生活の知恵は若さと健康づくりの羅針盤
⑦ おいしく，楽しく，食事をとろう－豊かな心が育む健やかな高齢期

〔低 栄 養〕表8－10に東京都老人総合研究所が1999（平成11）年に示した食生活指針を示した。

表8－10 「低栄養を予防し老化を遅らせるための食生活指針」
（1999年　東京都老人総合研究所）

① 3食のバランスをよくとり，欠食は絶対さける
② 動物性たんぱく質を十分に摂取する
③ 肉と魚の摂取は1：1程度の割合にする
④ 肉は，様々な種類を摂取し，偏らないようにする
⑤ 油脂類の摂取が不足しないように注意する
⑥ 牛乳は，毎日200mL以上飲むようにする
⑦ 野菜は，緑黄色野菜や根菜など豊富な種類を毎日食べる
　火をとおして摂取量を確保する工夫をする
⑧ 食欲がない時はおかずを先に食べ，ご飯は残す
⑨ 食材の調理法や保存法を習熟する
⑩ 酢，香辛料，香り野菜を十分に取り入れる
⑪ 味見をしてから調味料を使う
⑫ 和風，中華，洋食と様々な料理を取り入れる
⑬ 会食の機会を豊富につくる
⑭ かむ力を維持するために義歯は定期的に点検を受ける
⑮ 健康情報を積極的にとりいれる

・介護，食事サービス：在宅介護が必要なときや，一人暮らしや高齢者世帯で食事の準備が難しい場合には，介護施設のデイサービスや訪問介護，配食サービスを利用することで，低栄養を防ぐことができる。

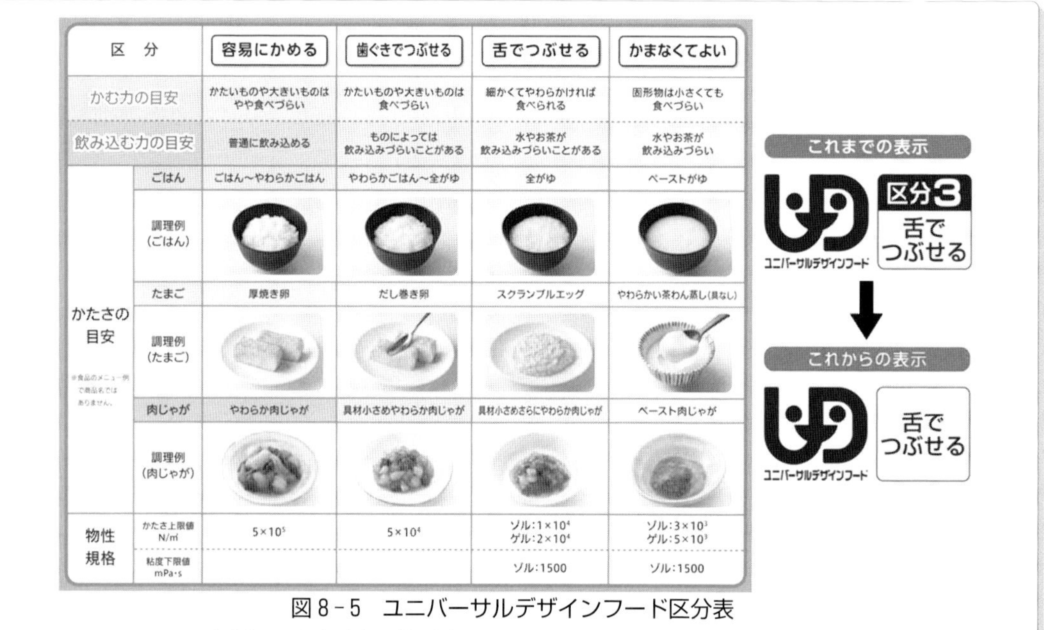

区分		容易にかめる	歯ぐきでつぶせる	舌でつぶせる	かまなくてよい
かむ力の目安		かたいものや大きいものはやや食べづらい	かたいものや大きいものは食べづらい	細かくてやわらかければ食べられる	固形物は小さくても食べづらい
飲み込む力の目安		普通に飲み込める	ものによっては飲み込みづらいことがある	水やお茶が飲み込みづらいことがある	水やお茶が飲み込みづらい
かたさの目安 ※食品のメニュー例で商品名ではありません。	ごはん	ごはん～やわらかごはん	やわらかごはん～全がゆ	全がゆ	ペーストがゆ
	調理例（ごはん）				
	たまご	厚焼き卵	だし巻き卵	スクランブルエッグ	やわらかい茶わん蒸し（具なし）
	調理例（たまご）				
	肉じゃが	やわらか肉じゃが	具材小さめやわらか肉じゃが	具材小さめさらにやわらか肉じゃが	ペースト肉じゃが
	調理例（肉じゃが）				
物性規格	かたさ上限値 N/㎡	$5×10^5$	$5×10^4$	ゾル：$1×10^4$ ゲル：$2×10^4$	ゾル：$3×10^3$ ゲル：$5×10^3$
	粘度下限値 mPa･s			ゾル：1500	ゾル：1500

図8－5　ユニバーサルデザインフード区分表
出典）日本介護食品協議会ホームページ（http://www.udf.jp/）

〔嚥下障害〕食塊を咀嚼し，それを飲み込む動作を「嚥下」といい，飲み込みが正常にできなくなった状態を「嚥下障害」という。

・誤　嚥：食物が，気管に流れ込んで肺炎や窒息などを引き起こすこと。

・誤嚥の防止：① 食事のときは横にならない，② 30℃仰臥位にする，③ 食事は一口ずつ（5～6gずつ）与える，④ 食事はやわらかく煮て与える，⑤ くず粉・片栗粉・増粘剤でとろみをつける。

・ユニバーサルデザインフード：食べやすさに配慮し，食べる人の摂食機能に合わせて，安心して選択できるよう工夫された加工食品である。日本介護食品協議会で自主規格を策定し，食品を「かたさ」や「粘度」に応じ，4段階に区分し，その区分とロゴマークを商品に明記している（図8－5）。

文　献

●参考文献

・大野知子・辻とみ子編：『ヘルス21 栄養教育・栄養指導論　第6版』，医歯薬出版（2009）
・中村丁次・外山健二編：『管理栄養士講座 栄養教育論Ⅰ－栄養教育の概念と方法－』，建帛社（2006）
・八倉巻和子編：『改訂　栄養教育・指導－実習・実験－』，光生館（2007）
・春木　敏編：『エッセンシャル 栄養教育論』，医歯薬出版（2006）
・坂本元子編：『栄養指導・栄養教育』，第一出版（2006）
・芦川修貮・田中弘之編：『栄養士のための栄養指導論』，学建書院（2008）
・厚生労働省：「日本人の食事摂取基準（2020年版）」（2019）
・「妊娠高血圧症候群」，日本産婦人科学会誌，58巻（5）（2006）
・厚生労働省雇用均等・児童家庭局母子保健課：「平成27年度乳幼児栄養調査報告」（2016）
・厚生労働省雇用均等・児童家庭局母子保健課：「授乳・離乳の支援ガイド」（2019）
・AMED研究班：『食物アレルギーの診療の手引き2020』（2021）
・厚生労働科学研究班：「食物アレルギーの栄養食事指導の手引き2022」（2022）
・厚生労働省：「国民健康・栄養調査結果の概要」各年
・独立行政法人日本スポーツ振興センター：「平成22年度児童生徒の食事状況等調査報告書」（2010）
・財団法人日本学校保健会：「児童生徒の健康診断マニュアル」（2006）
・厚生省特定疾患・神経性食欲不振症調査研究班：「神経性食欲不振症の診断基準」（1990）
・文部科学省スポーツ・青少年局学校健康教育課健康教育企画室：「食生活学習教材（中学生用）『食生活を考えよう』」（2009）
・日本介護食品協議会：「ユニバーサルデザインフード－食べる楽しみをすべての人に－」（2009）

第 9 章

ライフスタイル別栄養指導

1．単身生活者

学生，会社員，単身赴任者，独居高齢者などの単身者は，生活が不規則になりやすく，欠食や外食が多くなり，栄養バランスの偏った食事になる場合も多い。1人分の献立の食品入手・調理が比較的困難であること，若年者や単身赴任者の場合は特に本人の調理技術が未熟である場合も多いことなどにより，外食や調理済み食品・冷凍食品の利用，手づくりの場合でも同じような料理・献立の繰り返しが日常化しやすい。そこで，自らが健康を保持・増進できるような栄養指導を実施する必要がある。次の点について，具体的な形で指導することが求められる。

① 自分に見合った食事量の見当のつけ方：外食や調理済み食品の選び方や有効な活用方法。

② 手づくり料理の支援：食品入手の方法や貯蔵法，簡単な調理技術・方法の助言，欠食が健康に及ぼす影響についての解説。

③ 運動・休養の勧め。

1.1 青年期単身生活者

青年期（18～29歳）は，学生生活を送る者，就職して社会に出る者など，さまざまなライフスタイルがある。思春期から青年期への移行は，心身の成長から成熟への移行ともいえる。社会での活躍が期待される一方で，生活の基盤を築く大切な時期であるこの時期に，就学や就職のために単身生活者（一人暮らし）となることがある。

青年期は，自分の健康状態について自覚が乏しい。また，運動習慣がない者が多く，朝食の欠食率も高い。近年の国民健康・栄養調査によると，20歳代の男女の欠食率は高い傾向にある。2017（平成29）年は，男性30.6％，女性23.6％であった。青年期の生活習慣の乱れが，その後の壮年期・中年期・高齢期の健康低下につながるため，適正な生活習慣を心がけたい。食習慣をはじめとする生活習慣が健康保持や疾病予防につながっていることを伝え，自覚を促すことを目ざす。

〈ポイント〉生活の変化が大きいことを意識し，乱れた食習慣が定着しないための指導を行う。

1.2 中高年（壮年期，中年・実年期）の単身赴任生活者

働き盛りの壮年期（30～49歳），身体の老化が目立ち始める中年期（実年期とも呼ばれる，50～64歳）は，社会・家庭の中心となって働く中，身体的・精神的ストレスが多い時期でもある。成熟から老化へと進行し，外面的にも体力的にも変化がみられるこの時期，家族から離れて単身赴任生活者となることがある。

家族から離れ，仕事中心の環境に置かれ，急激な生活の変化がある中，生活習慣病にならないための一次予防と早期発見・早期治療の二次予防のため，健康な生活習慣の確立を目ざした指導となる。すでに生活習慣病をはじめとする疾患にかかっている場合には，単身赴任生活中に症状が悪化しないよう，定期健診とともに個々の生活に対応した具体的な指導の実施が必要である。

〈ポイント〉個々の老化による心身の変化および食環境に対応した指導を行う。

1.3 高齢期単身生活者

日本では，65歳以上を高齢者と呼ぶことが多くなってきた。65～74歳を前期高齢者，75歳以上を後期高齢者，また85歳以上を超高齢者と区分することもある。加齢に伴う非可逆的な退行性変化，すなわち老化による身体・生理機能の衰えがみられる。年々高齢者人口が増加し，同時に単身生活者も増加している。

高齢者には，健康で社会的活力が高い人が多くみられる一方で，複数の疾患を抱えたり，介護が必要な状態の人も多い。生活環境・健康状態・栄養状態など個人差が大きい。

高齢者は疾患の予防・治療も大切であるが，QOLへの配慮が特に大切である。高齢者にとっての食事は，栄養補給・治療の一部という役割だけでなく「1日の中での楽しみ」，「生きがい」となっていることも多い。社会的に孤立しないよう，他職種と連携しながら食事を介した働きかけをすることも可能である。

〈ポイント〉一人ひとりの状況を理解したうえで，QOLに配慮し，きめの細かい指導を行う。

2．スポーツ栄養

2.1 スポーツの種類と栄養特性

（1）スポーツ（運動）と栄養指導

近年，日本ではスポーツ（運動）と栄養のかかわりが注目されている。スポーツには健康を保持するためのものと，競技のためのものの2種類があるといわれている。

前者すなわち健康づくりのためには，成長期の子どもから高齢者まで，一生を通して，スポーツ（運動），食事（栄養），休養をバランスよく行うことが重要である（第7章p.90～93参照）。

成長期（学童期・思春期）のスポーツ栄養では，日常生活における適度な運動と適

切な食事が今後の健康の保持・増進につながっていくことを理解させ，習慣化を目ざすことが重要である。また，競技スポーツについては，競技力の向上だけではなく，基礎体力・将来に向けての身体づくりの時期であることを認識し，成長と運動による消費を考慮した，適切な食事管理と本人および保護者・指導者への栄養指導が大切である（第８章p.107～113参照）。

成人期（青年期，壮年期，中年・実年期）および高齢期では，さらに適度な運動・食事・休養を心がけ，生活習慣病を予防・治療し，健康の維持・増進に努めることが大切である（第８章p.113～117参照）。

後者については，競技力の向上と栄養サポートとの関係について，科学的根拠に基づいて検証された報告がなされており，スポーツ選手に対する栄養サポートに関心が集まっている。

スポーツ選手に対する栄養サポートは，競技で最高のパフォーマンスを発揮できることを目ざした体力づくりと競技前後の調整である。時期別（トレーニング時・競技当日・オフ時）の食事，水分補給の方法およびサプリメント（栄養補助食品）の功罪や適切な使用方法など，選手本人，家族，指導者などへの指導も併せて行う。競技結果のみにとらわれ，極端に偏った食事や減量，サプリメントを安易に濫用することのないよう，精神面のサポートも含めて，関係者との連携が重要である。

2.2　エネルギーの供給系からみたスポーツ種目

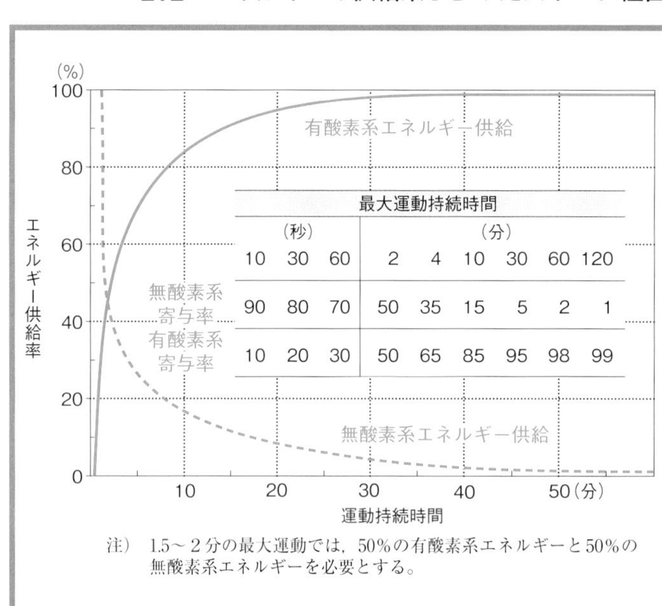

最大運動持続時間									
	（秒）			（分）					
	10	30	60	2	4	10	30	60	120
無酸素系寄与率	90	80	70	50	35	15	5	2	1
有酸素系寄与率	10	20	30	50	65	85	95	98	99

注）1.5～２分の最大運動では，50％の有酸素系エネルギーと50％の無酸素系エネルギーを必要とする。

図９−１　異なる持続時間での最大運動による有酸素系エネルギーと無酸素系エネルギーの相対的寄与率

出典）Åstrand, P.O. and Rodahl, K.: Textbook of Work Physiology, McGraw-Hill Book Company, New York (1977)

スポーツ選手に必要とされる力は，種目の特性によって異なる。このため，スポーツの種類（種目）によって栄養特性および競技力を高める食事法も変わってくる。

スポーツで利用されるエネルギーのもとは，有酸素系（吸い込んだ空気中の酸素が燃えて供給される）と無酸素系（酸素の利用なしに供給される）に大きく分けられる。

最大の努力でできる運動（最大運動）の持続時間が長くなるほど，有酸素系エネルギーの割合が高くなる（図９－１）。

有酸素系のエネルギー供給は，身体に貯蔵されている脂肪とグリコーゲンの燃焼により，持続時間が長いほど，脂肪燃焼による供

表９－１　エネルギー獲得機構からみたスポーツ種目

段階	運動時間	エネルギー獲得機構	スポーツの種類（例）	パワーの種類
1	30秒以下	非乳酸性	砲丸投げ，100m走，盗塁，ゴルフ，テニス，アメリカンフットボールのバックスのランニングプレー	ハイパワー
2	30秒～1分30秒	非乳酸性＋乳酸性	200m走，400m走，スピードスケート（500m，1,000m），100m競泳	ミドルパワー
3	1分30秒～3分	乳酸性＋有酸素性	800m走，体操競技，ボクシング（1ラウンド），レスリング（1ピリオド）	
4	3分以上	有酸素性	1,500m競泳，スピードスケート（10,000m），クロスカントリースキー，マラソン，ジョギング	ローパワー

出典）Fox (1979)

給の割合が高くなる。

無酸素系のエネルギー供給は非乳酸性と乳酸性に分けられる。瞬発的に大きな力を出す場合は非乳酸性，全力を１分以上持続させるには乳酸性のエネルギー供給系が加わり，さらに運動持続時間が３分を超えてくると，有酸素系の比率が高くなる。

このように，スポーツ種目はエネルギーの供給系の割合によって，ハイパワー（筋力・瞬発力）系，ミドルパワー（筋持久力）系，ローパワー（持久力）系の３種類に分けることができる（表９－１）。

いくつかのスポーツ種目では，あるときはハイパワー，あるときはローパワーが要求されるなど，単純に分類できないが，スポーツの種類を知り，その供給方法を理解することにより実践につなげていかれるよう指導することが大切である。

2.3　目的・時期からみた運動の種類と栄養・食事

スポーツ選手にとっての運動は「勝つ」ためのものであり，技術を向上させるための運動と身体をつくるための運動がある。どちらの場合も，これを支えるための基礎体力が必要であり，そのためには食事（栄養）が欠かせない。基礎体力をつけ，体調を整えることにより，競技力が向上するとともに故障が減り，選手生活の持続にもつながる。このことから「食べることもトレーニングの一つ」ということができる。

競技ごとに摂取すべきエネルギー量は異なり（図９－２），同じ競技であってもまた，時期によって，エネルギー摂取量，必要な各種栄養素および食事内容など，大きく異なる。目的および時期がいかなる場合でも，食欲低下による摂取不足，ストレス・理解不足による摂取過剰などについても配慮することが大切である。

スポーツ現場では，オンシーズン（試合期）・オフシーズン（休養期・移行期）・トレーニング期（身体づくり期・準備期）の３期に分けられることが多い。

① オンシーズン（試合期）：試合に必要なエネルギー源と，エネルギー代謝に必要なビタミン，疲労回復に必要なミネラル・ビタミンを中心に摂取する。試合前は，グリコーゲンローディング（糖質の高い食事をとって筋肉や肝臓にグリコーゲンを蓄えること）が有効とされている。

② オフシーズン（休養期・移行期）：運動量が減るが，筋肉や血液・骨など除脂肪量の低下を防ぐ。エネルギー摂取量は減らすが，たんぱく質・ミネラル・ビタミンの摂取量を減らさないようにする。

③ トレーニング期（身体づくり期・準備期）：スポーツ種目に適した身体をつくるための運動を行う。その特性により体重の増量，維持および減量が行われる。増量

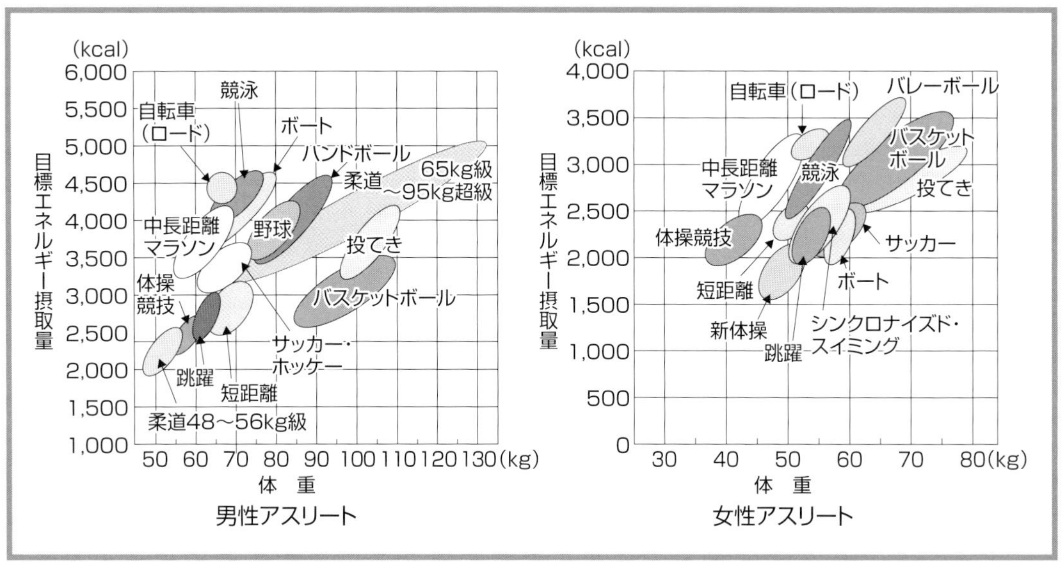

図９−２　アスリートの競技種目別目標エネルギー摂取量

出典）川野　因／小林修平・樋口満編：『アスリートのための栄養・食事ガイド　第３版』，第一出版，p.92 (2014)

の場合は除脂肪量の増加を目ざし，維持・減量の場合は運動に必要な除脂肪量を維持しながら脂肪で体重を減らすようにする。ペースの速すぎる減量は，除脂肪量の維持が困難となり，体力低下を引き起こすため，注意が必要である。

スポーツ選手にとって食べることはトレーニングの一つであるが，元来は生命を維持することであると同時に疲れを取り，心の安らぎを得るためのものでもある。「食べる楽しみ」も維持できるよう，選手本人および関係者の理解と連携を目ざしたい。

文　献

●参考文献

・竹中　優・土江節子編：『応用栄養学　栄養マネジメント演習・実習』，医歯薬出版 (2013)

・小林修平・樋口満編：『アスリートのための栄養・食事ガイド　第３版』，第一出版 (2014)

・鈴木正成：『実践的スポーツ栄養学』，文光堂 (2007)

・鈴木志保子『健康づくりと競技力向上のための　スポーツ栄養マネジメント』，日本医療企画 (2011)

・田口素子編：『戦う身体をつくるアスリートの食事と栄養』，ナツメ社 (2008)

第10章

健康障害と栄養指導

ストレスや生活習慣の乱れにより，人はさまざまな疾患にかかる。その疾患の原因を理解することで，疾患の発症または悪化を予防することができる。この章では各疾患の原因を理解し，栄養指導時に必要なポイントについて説明する。

(1) 循環器系疾患

1) 高血圧症

動脈にかかる圧力が基準値以上に高い病態を**高血圧**といい，高い状態が持続することを**高血圧症**という。測定の際にたまたま基準値以上であっても高血圧症とはいいきれない。

〈原　因〉原因がはっきりしていない**本態性高血圧症**と，原因が明らかな**二次性高血圧症**がある。高血圧症の90％は本態性高血圧である。

〈症　状〉個人差はあるが，軽度の場合は自覚症状が少ない。頭痛，肩こり，めまい，耳鳴り，動悸，息切れなどを感じることがある。

〈栄養指導のポイント〉生活習慣を見直し，問題があれば改善を促す（表10－1）。

表10－1　高血圧症の生活習慣の修正項目

1．食塩制限6g/日未満
2．野菜・果物の積極的摂取* 飽和脂肪酸，コレステロールの摂取を控える 多価不飽和脂肪酸，低脂肪乳製品の積極的摂取
3．適正体重の維持：BMI（体重［kg］÷身長［m］^{2}）25未満
4．運動療法：軽強度の有酸素運動（動的および静的筋肉負荷運動）を毎日30分，または180分/週以上行う
5．節酒：エタノールとして男性20-30mL/日以下，女性10-20mL/日以下に制限する
6．禁煙

生活習慣の複合的な修正はより効果的である

＊カリウム制限が必要な腎障害患者では，野菜・果物の積極的摂取は推奨しない
肥満や糖尿病患者などエネルギー制限が必要な患者における果物の摂取は80kcal/日程度にとどめる

出典）日本高血圧学会：『高血圧治療ガイドライン2019』，ライフサイエンス出版（2019）

2) 動脈硬化症

動脈壁が肥厚し，弾力性を失った状態を**動脈硬化症**という。栄養指導は，原因となる各疾患を参照。

〈原　因〉脂質異常症，糖尿病，高血圧，高尿酸血症，加齢など。

〈症　状〉全身の疾患になるため，多岐にわたって症状が出るが，心疾患，脳血管疾患につながることが多い。

3) 虚血性心疾患

動脈硬化によって冠動脈が狭くなる（**狭窄**），または完全に詰まる（**閉塞**），心臓へ

の酸素および栄養素等の不足が生じる状態である。虚血性心疾患のうち狭心症は心筋の機能回復を望めるが，心筋梗塞は望めない。

〈原　因〉狭心症は，冠動脈の動脈硬化による狭窄が主な原因である。心筋梗塞は，血管のプラークの破綻からの高度な狭窄や閉塞による突然の血流途絶が主な原因と考えられている。喫煙，高血圧，肥満，脂質異常，ストレスなどが危険因子となる。

〈症　状〉狭心症の場合，胸部に不快感，圧迫感，胸やけを生じる。肩こりを訴えることもある。心筋梗塞では，激しい胸痛，呼吸困難，吐気・嘔吐，冷汗がある。

〈栄養指導のポイント〉血液生化学検査ではトロポニンT，CK，CK-MB，CRP，LDLコレステロール，中性脂肪，HDLコレステロール，尿素窒素，クレアチニンを確認する。

・エネルギー摂取量の適正化を図る（計算式はp.129脂肪肝の項参照）。
・たんぱく質：標準体重（kg）×1.0～1.2（g/kg/日）
・脂質：総エネルギー摂取量の20～25%とする。
・コレステロールは300 mg/日以内とする。食塩は6g未満/日とする。

4）心　不　全

全身に血液を送るポンプの機能を果たしているのが心臓であるが，そのポンプ機能が低下し，全身に血液を送れなくなった状態を心不全という。

〈原　因〉心弁膜症，心筋疾患，虚血性心疾患，不整脈，高血圧，糖尿病，腎臓病など。

〈症　状〉左心不全では，肺に血液がたまり呼吸困難から低酸素状態になり頻脈を起こす。右心不全では，全身浮腫，腹水，乏尿，肝腫大が起こる。腹部臓器にも血液がたまり食欲不振，悪心，腹部膨満感が生じる。

〈栄養指導のポイント〉血液生化学検査では，AST（GOT），ALT（GPT），γ-GTP，BNP，ANP，尿素窒素，クレアチニン，カリウム，ナトリウムを確認する。

・標準体重を維持できるよう，適正エネルギー摂取量を設定する（前項，虚血性心疾患参照）。安静状態，運動量の制限がある場合は適正エネルギー摂取量の設定を低くする必要がある。
・たんぱく質は栄養状態，浮腫を確認し，アミノ酸バランスのよいたんぱく質とし，標準体重（kg）×1.0～1.5（g/kg/日）とする。
・食塩は3～6g/日とし，状況によって調整を行う。
・浮腫や排泄量によって水分制限を行う。
・カリウムが過剰の場合は制限を行う。排泄を促す薬剤の使用の有無も確認する。

5）脳血管疾患

脳梗塞，脳出血，クモ膜下出血の総称を脳血管疾患という。

〈原　因〉脳梗塞は血栓，塞栓が主な原因である。脳出血は脳実質内の細動脈が切れることによる場合が多い。

〈栄養指導のポイント〉高血圧症，脂質異常症が原因のものが多いことから，高血圧症（p.123参照）および脂質異常症（p.127参照）の指導を行う。

（2）内分泌，代謝異常

1）肥　満

日本肥満学会では，肥満とは「脂肪組織に脂肪が過剰に蓄積した状態で，BMI≧25のもの」，肥満症は「肥満に起因ないしは関連する健康障害があり，医学的に減量を必要とする病態」と定義しており，肥満と肥満症を区別している。

肥満は，肥満症でなくても将来的に糖尿病，高血圧，脂質異常症を合併しやすく，月経異常や不妊症，変形性関節炎等婦人科疾患や整形外科疾患も合併する危険性もある。日本肥満学会による肥満度分類を表10－2に示す。

〈原　因〉過食，運動不足などの生活習慣，原疾患によるもの。

〈症　状〉自覚症状はないが，体重の増加に伴い，呼吸苦，関節痛などが現れることもある。内臓脂肪の蓄積により脂肪肝，耐糖能異常，脂質異常症などを併発する。

〈栄養指導のポイント〉

・血液生化学検査のAST（GOT），ALT（GPT），γ-GTP，血糖値，HbA1c，総コレステロール，中性脂肪，HDLコレステロール，LDLコレステロール，血圧を確認する。

表 10－2　肥満度分類（日本肥満学会，2022）

BMI（kg/m²）	判　定	WHO基準
＜18.5	低体重	Underweight
18.5≦～＜25	普通体重	Normal range
25≦～＜30	肥満（1度）	Pre-obese
30≦～＜35	肥満（2度）	Obese class Ⅰ
35≦～＜40	肥満（3度）	Obese class Ⅱ
40≦	肥満（4度）	Obese class Ⅲ

※ BMI≧35を高度肥満と定義する。

・体重減少することで合併症の予防につながるため，食事療法で減量を図る。
①25kg/m²≦BMI≦35kg/m²
→25kcal/kg×標準体重/日以下
②35kg/m²≦BMI
→20～25kcal/kg×標準体重/日以下
を目安に設定し，3～6か月で①は3%以上，②は5～10%以上の減量を目指す。

・指示エネルギーの50～60%を糖質，15～20%をたんぱく質，20～25%を脂質とする。

2）るい痩（やせ）

著しく体脂肪量および体たんぱく組織量の低下した状態をるい痩（やせ）という。

〈原　因〉精神的原因による食欲不振，消化管疾患による通過障害，神経・筋疾患による嚥下機能の低下，認知機能の低下，薬物，他疾患によるもの。

〈症　状〉低栄養による脱水，貧血，代謝障害，無月経（初潮後の女性の場合）。

〈栄養指導のポイント〉

・BMI 18.5以下（標準体重の85%以下）であるかどうかを確認。

・標準体重×25kcal/kg/日にて1日あたりの推定エネルギー必要量を算出。これを目標量とし，摂取量が目標量に近づくよう食事内容，量を設定していく。

・基礎疾患があればそちらの治療を行い，栄養補助食品などを使用してエネルギー摂取量の増加を目指す。

・咀嚼・嚥下機能低下による摂取不良では食事形態の変更（嚥下食など）を行う。

・認知機能の低下によるものは食事であることを認識させて摂取を促すが，十分な摂取量が確保できない場合は経腸栄養等も考慮する。

3）糖 尿 病

糖尿病は，膵臓のランゲルハンス島B細胞より分泌される血糖を下げるホルモンであるインスリンが，体内で十分作用しないため高血糖状態となる代謝疾患である。

〈原 因〉糖尿病は，インスリン依存性の1型糖尿病，インスリン非依存性の2型糖尿病，その他の機序によるもの，妊娠糖尿病に分類される。患者数は，2型糖尿病が圧倒的に多い。

〈症 状〉軽度であれば自覚症状はないが，血糖値が高くなると口渇，多飲，多尿，体重減少といった症状が現れる。血糖コントロール不良，糖尿病罹患歴が長くなると腎症，網膜症，神経障害といった合併症（三大合併症）の頻度が高くなる。

〈栄養指導のポイント〉血液生化学検査の血糖値，HbA1c，AST（GOT），ALT（GPT），γ-GTP，尿素窒素，クレアチニン，中性脂肪，LDLコレステロール，HDLコレステロール，ヘモグロビンを適宜確認する。尿検査では尿糖，尿たんぱくも確認する。

表10-3 エネルギー係数の目安

軽労作（大部分が座位の静的活動）	25～30kcal/kg目標体重
普通の労作 （座位中心だが通勤・家事，軽い運動を含む）	30～35kcal/kg目標体重
重い労作（力仕事，活発な運動習慣がある）	35～ kcal/kg目標体重

出典）日本糖尿病学会：『糖尿病治療ガイド2022－2023』，文光堂（2022）

・食習慣を聞き出し，個人に合った食生活，適正エネルギー摂取量等を設定する。
適正エネルギー摂取量=目標体重×エネルギー係数（表10－3）

・炭水化物：40～60％

・たんぱく質：20％

・脂 質：エネルギー摂取量から炭水化物，たんぱく質を差し引いた残り（25％を超える場合は，飽和脂肪酸を減じるなど脂肪酸組成に配慮する）

・食物繊維（野菜，きのこ，海藻）の摂取量を多くする。

・朝，昼，夕の食事を規則正しく摂取するよう促す。

・適正エネルギー摂取量，炭水化物・たんぱく質・脂質のバランス（PFCバランス）を簡単に構成する方法の一つに「糖尿病食事療法のための食品交換表」がある。

4）脂質異常症

血液中の脂質のうち，LDLコレステロール，中性脂肪が異常に高い，またはHDLコレステロールが異常に低い状態を脂質異常症という。

〈原 因〉遺伝的に発症がみられる原発性（一次性）とほかの病気が原因で発症する続発性（二次性）に分けられる。続発性の主な原因疾患は甲状腺機能低下症，クッシング症候群，肥満症，ネフローゼ症候群，慢性腎不全，全身性エリテマトーデスなどである。これらのほか，過食，高脂肪食，高コレステロール食，飲酒，運動不足などの生活習慣も発症原因である。

表 10 - 4　動脈硬化性疾患予防のための食事指導

	目標とする体重の目安（kg）
・総エネルギー摂取量（kcal/日）は， 目標とする体重(kg)×身体活動量(軽い労作で25～30，普通の労作で30～35，重い労作で35～)とする ・脂質エネルギー比率を20～25%， 飽和脂肪酸エネルギー比率を7%未満， コレステロール摂取量を200mg/日未満に抑える ・n-3系多価不飽和脂肪酸の摂取を増やす ・工業由来のトランス脂肪酸の摂取を控える ・炭水化物エネルギー比を50～60%とし， 食物繊維25g/日以上とする ・食塩の摂取は6g/日未満を目標にする ・アルコールの摂取を25g/日以下に抑える	18～49歳 (身長m)^2×18.5～24.9kg/m^2 50～64歳 (身長m)^2×20.0～24.9kg/m^2 65～74歳 (身長m)^2×21.5～24.9kg/m^2 75歳以上 (身長m)^2×21.5～24.9kg/m^2

出典）日本動脈硬化学会編：『動脈硬化性疾患予防ガイドライン2022年版』(2022)

〈症　状〉初期の段階では自覚症状はないが，脂質異常症の状態が続くと血管壁に炎症が起き，粥状物であるプラークが生じる。これが壊れると血管内に血栓ができ，血管内を詰まらせ，狭心症，心筋梗塞，脳梗塞の原因となる。

〈栄養指導のポイント〉狭心症や心筋梗塞，脳梗塞といった冠動脈疾患，脳血管疾患などの動脈硬化性疾患の発症・進展予防のために食事療法を行う。血液生化学検査のLDLコレステロール，中性脂肪，HDLコレステロール，HbA1c，γ-GTP，AST（GOT），ALT（GPT）を適宜確認し，「動脈硬化性疾患予防ガイドライン2017年版」の患者カテゴリー別目標値も参考にする。

・エネルギー摂取量および脂質等栄養素配分の適正化を図る（表10－4）。

5）高尿酸血症（痛風）

血清尿酸値が7mg/dL以上になった状態を高尿酸血症という。

〈原　因〉過食，アルコールの多飲等の生活習慣の変化によりプリン体摂取量が増加し，腎臓での排泄能力の限界を超え，体内に蓄積し，血清尿酸値が上昇する。

〈症　状〉高尿酸血症では自覚症状はみられない。尿酸が関節に沈着すると痛風関節炎となり，沈着部位に痛み，腫れが生じ歩行困難となる。腎臓に沈着すると腎結石，腎機能障害（痛風腎）を生じる。高血圧症，脂質異常症，耐糖能異常を合併することも多く，動脈硬化を起こしやすい。

〈栄養指導のポイント〉血液生化学検査の尿酸，尿素窒素，クレアチニンを，尿検査では尿たんぱくを確認する。

・エネルギー摂取量の適正化を図る（計算式はp.129脂肪肝の項参照）。
・プリン体が多く含まれる食品の使用を控える（表10－5）。
・アルカリ性食品の摂取を心がける。海藻類，大豆，ほうれんそう，根菜類，いも類，キャベツ，なす，バナナ，メロン，グレープフルーツなどはアルカリ度が高い。
・水分を十分摂取する（尿量として2,000mL/日以上）。アルコールの摂取は控える。

表10－5　プリン体の多い食品，少ない食品（100gあたり）

プリン体	食　品
極めて多い(300mg～)	鶏レバー，干物（マイワシ），白子（イサキ，ふぐ，たら），あんこう（肝酒蒸し），太刀魚，健康食品（DNA/RNA，ビール酵母，クロレラ，スピルリナ，ローヤルゼリー）など
多い(200～300mg)	豚レバー，牛レバー，カツオ，マイワシ，大正エビ，オキアミ，干物（マアジ，サンマ）など
中程度(100～200mg)	肉（豚・牛・鶏）類の多くの部位や魚類など，ほうれんそう（芽），ブロッコリースプラウト
少ない(50～100mg)	肉類の一部（豚・牛・羊），魚類の一部，加工肉類など，ほうれんそう（葉），カリフラワー
きわめて少ない(～50mg)	野菜類全般，米などの穀類，卵（鶏・うずら），乳製品，豆類，きのこ類，豆腐，加工食品など

出典）日本痛風・核酸代謝学会：『高尿酸血症・痛風の治療ガイドライン　第3版』，メディカルレビュー社（2019）

（3）消化器系疾患

1）消化性潰瘍

胃から分泌された塩酸や，消化酵素であるペプシンによって粘膜が欠損した状態を消化性潰瘍という。出現した部位によって胃潰瘍，十二指腸潰瘍に分けられる。

〈原　因〉粘膜を保護する防御因子と攻撃する因子のバランスの崩れ，ピロリ菌感染による粘膜の欠損，暴飲暴食，ストレスなどがあげられる（図10－1）。

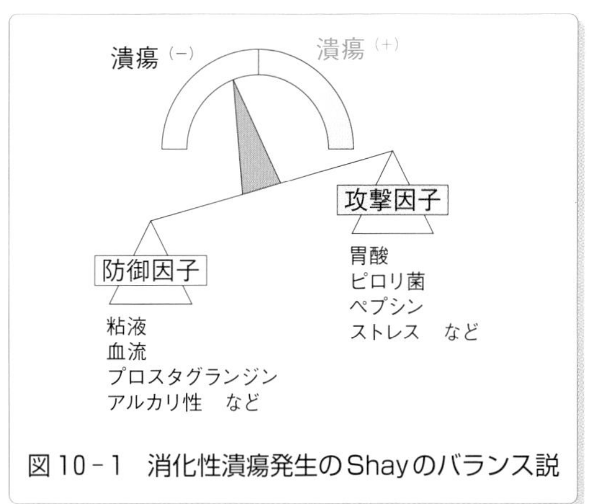

図10－1　消化性潰瘍発生のShayのバランス説

〈症　状〉上腹部痛（胃潰瘍では食後，十二指腸潰瘍では空腹時），吐血，下血。

〈栄養指導のポイント〉出血しているときは禁食とする。止血を確認したら食事を開始する。胃酸分泌作用の強いもの，粘膜を刺激するもの，胃内停滞時間が長いものは避ける。脂質の胃内停滞時間は長いが，胃液分泌に抑制的に働くことから消化のよい良質の脂質を何回かに分けて摂取する。

2）下　痢

普通の便は70％前後の水分を含んでいる。便中の水分が80％以上になった状態を下痢という。水分量の増加に伴い排便回数も増加する。

〈原　因〉急性下痢（感染性，薬剤性が多い）と慢性下痢（非感染性）に分けられる。腸管の蠕動運動の亢進，腸管からの水分および粘膜の分泌増加，腸管の水分吸収の低下による。

〈症　状〉急性下痢では，腹痛，発熱，血便がみられる。慢性下痢の場合，急性よりも症状は軽いが軟便，水様便が３週間以上続くことがある。

〈栄養指導のポイント〉急性下痢の初期は禁食とし，症状が落ち着いてきたら流動食から開始する。

・腸に負担をかけないために脂質，食物繊維の少ない食事とする。

・下痢症状を起こす食品は個人で異なることもあるため食事調査を実施する。

3）便　秘

健康時と比べ，排便回数および排便量が少なくなり，排便時に苦痛を伴う状態を便秘という。

〈原　因〉便秘の分類および原因を表10－6に示す。

〈症　状〉排便回数の減少，硬便，便量の減少，腹部膨満感，残便感がある。便秘が長期になると腸内容物よりガスが発生し，それに伴い食欲不振，悪心・嘔吐，頭痛，不眠などの症状が現れることもある。

表 10－6　便秘の分類

便秘の種類		原　因
機能性便秘	弛緩性便秘	腸の蠕動運動の減少，排便時の腹圧低下など
	痙攣性便秘	副交感神経の過緊張による腸管の緊張など
	直腸性便秘	排便反射の減弱など
器質性便秘		腸管の器質的狭窄や閉塞，先天的形態異常など
症候性便秘		内分泌疾患による神経の伝達異常など

〈栄養指導のポイント〉

・弛緩性便秘：規則正しい食生活を送り，食物繊維，水分，適度な脂質・香辛料の摂取も促す。

・痙攣性便秘：水様性食物繊維の摂取を勧め，刺激物（高繊維，香辛料など）を控える食事とする。

4）脂 肪 肝

肝細胞内に中性脂肪が肝臓の重量の５％以上蓄積した状態を脂肪肝という。

〈原　因〉過食による肥満，アルコールの多飲，糖尿病など。

〈症　状〉初期段階では自覚症状はないが，進行するにつれ食欲不振，腹部膨満感，右上腹部痛といった症状が現れ，さらに進行すると痙攣，黄疸，胸やけなどといった症状も現れる。

〈栄養指導のポイント〉血液生化学検査のAST（GOT），ALT（GPT），γ-GTP，中性脂肪，コレステロール，血糖値，HbA1cを適宜確認する。

・摂取量を本人の適量にするため，適正エネルギー摂取量を設定する。

　適正エネルギー摂取量＝標準体重（kg）×25～30（kcal/kg/日）

・脂質：20～25%にとどめ，植物性，魚類性の脂質を多くする。

・たんぱく質：15～20%（動物性を控え，植物性，魚類性のものを多くする）

・水様性食物繊維の摂取を多くする。アルコール摂取は控える。

・ビタミン（C，E，B_6，B_{12}，葉酸）の摂取を勧める。

（4）血液系疾患－鉄欠乏性貧血

鉄の不足からヘモグロビンがつくられなくなるために起こる貧血を，鉄欠乏性貧血という。

〈原　因〉食事摂取量不良（偏食，離乳の遅れなど），食事摂取障害（歯がない，義歯の障害など）により鉄の摂取不足，成長・妊娠・月経などによる鉄需要の増加，消化管出血などにより生じる。

〈症　状〉全身倦怠感，疲労，動悸，息切れ，めまい，耳鳴り，立ちくらみ。

〈栄養指導のポイント〉鉄，葉酸，ビタミンB_{12}を多く含む食品を摂取する。

・鉄の吸収を抑えるもの：食物繊維，カテキン，タンニン，ポリフェノール

・鉄の吸収を促進するもの：動物性たんぱく質，ビタミンC

（5）アレルギー性疾患－食物アレルギー

特定の食品が原因となって起こるアレルギー反応を食物アレルギーという。

〈原　因〉原因食品として多いものは，p.104表8－4を参照。

〈症　状〉皮膚，粘膜，消化管，呼吸器に現れる。症状の重いアナフィラキシーショックは卵，ピーナッツ，そばが原因食品であることが多い。

〈栄養指導のポイント〉食物アレルギーの原因となる食品を除去し，代替品にて栄養素を摂取する。加熱するとアレルゲンを抑制できる。

（6）その他－骨粗鬆症

骨強度の低下を特徴とし，骨折のリスクが増大しやすくなる骨疾患を骨粗鬆症という。

〈原　因〉原発性骨粗鬆症は，閉経後骨粗鬆症，男性における骨粗鬆症。続発性骨粗鬆症は，ビタミンA・Dの過剰，ビタミンCの欠乏，神経性食欲不振症，胃切除後，ステロイド薬の使用，マルファン症候群，糖尿病，慢性腎不全，アルコール依存症，関節リウマチなど。

〈栄養指導のポイント〉続発性骨粗鬆症をきたす疾患の有無を確認する。

・カルシウム700～800mg/日を食品から摂取するようにし，過剰の食塩，たんぱく質，食物繊維の摂取を控える。

・ビタミンDは10～20μg/日，ビタミンKは250～300μg/日の摂取を促す。

・ビタミンC・Aは骨形成に働きかけることから積極的に摂取する。

文　献

●参考文献

- 芳本信子編：『臨床栄養学実習－栄養食事アセスメントとケアプラン－　第4版』，学建書院（2014）
- 本田佳子編：『新臨床栄養学　栄養ケアマネジメント　第2版』，医歯薬出版（2011）
- 佐藤和人・本間健・小松龍史編：『エッセンシャル臨床栄養学　第4版』，医歯薬出版（2007）
- 本田佳子編：『栄養食事療法の実習　栄養ケアマネジメント　第8版』，医歯薬出版（2011）
- 逸見幾代，津田とみ編：『改訂臨床栄養学実習－栄養補給マネジメント実務－』，建帛社（2010）
- 田中明・加藤昌彦編著：『新版臨床栄養学　第4版』，建帛社（2018）
- 西　基編：『管理栄養士国家試験のための基本用語辞典』，海馬書房（2005）
- 日本動脈硬化学会：『動脈硬化性疾患予防ガイドライン2022年版』，日本動脈硬化学会（2022）
- 日本糖尿病学会：『糖尿病治療ガイド2022－2023』，文光堂（2022）
- 日本糖尿病学会編：『糖尿病食事療法のための食品交換表　第7版』，文光堂（2013）
- 日本痛風・核酸代謝学会：高尿酸血症・痛風の治療ガイドライン　第3版』，メディカルレビュー社，(2019)
- 日本高血圧学会：『高血圧治療ガイドライン2019』，ライフサイエンス出版，(2019)

第11章

給食における栄養指導

1. 病院給食

1.1 医療の場での栄養指導

栄養指導の対象は，入院患者および外来患者，退院後に通院する患者などであり，必要に応じて個人指導あるいは集団指導を適用する。管理栄養士による栄養食事指導では，保険診療報酬として「入院栄養食事指導料」，「集団栄養食事指導料」，「外来栄養食事指導料」，「在宅患者訪問栄養食事指導料」などが算定できる（表11－1）。

栄養士の配置基準は，「病床数100以上の病院にあつては，1」と規定されている（医療法施行規則第19条）。

1.2 食事摂取の基準と食事計画

入院患者への給食の提供は，治療の一環として行われ，費用は「入院時食事療養費」という。入院時食事療養費は，保険医療機関の届出により（Ⅰ）と（Ⅱ）に区分されており，（Ⅰ）であるためには，届け出る際に食事療養の基準を備えていなければならず，この基準を満たしていない場合が（Ⅱ）となる。病院給食はこのように，入院時食事療養制度の中で実施されている。

入院時食事療養の種類は，一般食（一般治療食，普通食）と特別食（特別治療食）に分けられる。一般食は，栄養素等に特別な制限のない食事で，主食の形態によって常食・軟食・流動食がある。特別食は，主治医が発行する食事箋に基づき，管理栄養士が栄養素等を特別に調整した献立を調理した食事である。給与栄養基準量や食事計画は，疾患ごとに策定されている「治療ガイドライン」に基づいて適正に決定し，特に糖尿病や腎臓疾患の食事計画では，食品交換表の説明が基本となる。

1.3 入院患者への栄養指導

入院患者への栄養指導は，十分に患者の実態を栄養アセスメントして計画し，「クリニカルパス」を作成する。クリニカルパスは，入院から退院までに対応すべき検査・治療・栄養ケア・看護ケアなどの過程を時間軸に従ってスケジュール表のようにまとめた診療計画書である。

指導の場はベッドサイドや栄養指導室などで，栄養士・管理栄養士は患者の気持ちに寄り添い支援する姿勢で対応し，患者のコンプライアンスの向上に努める。

表 11-1　栄養食事指導料の概要

	外来栄養食事指導	入院栄養食事指導	集団栄養食事指導	在宅患者訪問栄養食事指導
指導の方法	外来患者に対して個別に行う	入院患者に対して個別に行う	複数の患者に対してグループで行う	在宅療養中の患家を訪問して行う
診療報酬点数（1点10円で算定）	指導料1 初回　260点 2回目以降 対面で行った場合　200点 情報通信機器を使用する場合　180点 指導料2*[1] 初回　250点 2回目以降　190点	指導料1 初回　260点 2回目　200点 指導料2*[1] 初回　250点 2回目　190点	80点	指導料1 イ 530点（単一建物診療患者が1人） ロ 480点（単一建物診療患者が2～9人） ハ 440点（イ・ロ以外） 指導料2*[1] イ 510点（単一建物診療患者が1人） ロ 460点（単一建物診療患者が2～9人） ハ 420点（イ・ロ以外）
回　数	月1回（初回のみ月2回可）	入院中2回（ただし週1回を限度）	1人月1回（入院期間中2回まで）	月2回
時間等	概ね20分以上 初回は概ね30分以上	概ね20分以上 初回は概ね30分以上	40分以上，1回の人数は15人以下（入院中以外の患者も混じってよい）	30分以上
指導の内容	管理栄養士（常勤・非常勤ともに可）が医師の指示に基づき，具体的な献立により指導を行う。患者ごとにその生活条件，嗜好を勘案した食事計画等を必要に応じて交付する。医師の管理栄養士への指示事項は，当該患者ごとに適切なものとし，少なくとも熱量・熱量構成，たんぱく質量，脂質量についての具体的な指示を含まなくてはならない。			
指導対象特別食	別に厚生労働大臣が定める特別食を医師が必要と認めた者またはがん患者，摂食機能または嚥下機能が低下した患者，低栄養状態にある患者に対し指導した場合，以下のものを含む。 ・心臓疾患および妊娠高血圧症候群等の患者に対する減塩食（妊娠高血圧症候群の患者に対する減塩食は，日本高血圧学会，日本妊娠高血圧学会等の基準に準じていること） ・十二指腸潰瘍の患者に対する潰瘍食 ・侵襲の大きな消化管手術後の患者に対する潰瘍食 ・クローン病および潰瘍性大腸炎等により腸管の機能が低下している患者に対する低残渣食 ・高度肥満症（外来栄養：肥満度が＋40％以上またはBMIが30以上，入院栄養：肥満度が＋70％以上またはBMIが35以上）の患者に対する治療食 ・てんかん食（難治性てんかん（外傷性のものを含む），グルコーストランスポーター1欠損症またはミトコンドリア脳筋症の患者に対する治療食であって，グルコースに代わりケトン体を熱量源として供給することを目的に炭水化物量の制限と脂質量の増加が厳格に行われたものに限る）。 ・高血圧症の患者に対する減塩食（塩分6g未満）*[2] ・小児食物アレルギー患者（9歳未満）に対する小児食物アレルギー食*[2，*3]			

注）*[1]　診療所の場合。
*[2]　外来栄養食事指導料の算定において，特別食に含まれる。
*[3]　集団栄養食事指導料の算定では除く。
資料）厚生労働省：「令和2年度診療報酬改定について」（2020年3月）ほかにより作成

栄養指導終了後は，必ず栄養ケア記録POMR（problem-oriented medical record：問題指向型診療記録）を作成して，ほかの職種に報告することが重要である。医師・看護師・薬剤師・栄養士・管理栄養士・作業療法士などの専門職種がNST（nutrition support team）を編成し，栄養を中心とした患者のケアにチームで携わることが多くなっており，自分以外のメンバーの業務内容が記録されているPOMRを読むことによって，相互に患者の全般的な情報を共有することができる。NSTによる診療では，「栄養サポートチーム加算」（週1回，200点）が算定できる。

1.4 外来患者への栄養指導

主治医の指示に基づき，外来患者に栄養指導を実施する際は，自宅での患者の食行動の実態を十分に把握して，改善目標を患者といっしょに相談しながら設定することが重要である。最終的に到達したい長期目標をまず明確にし，次に中期目標，実現可能な短期目標を決め，一つの目標を達成することで患者にセルフエフィカシー（自己効力感）を実感させて，改善・治療への動機づけを行うよう努める。

2. 学校給食

2.1 学校給食の目的と学校給食法

学校給食は，義務教育諸学校（小・中学校）の児童・生徒，夜間課程を置く高等学校（定時制高校）の生徒および特別支援学校（従来の盲・聾学校，養護学校）の幼稚部・高等部の幼児・生徒を対象者として，教育の一環として実施されている。このため，学校給食の目的は，学校給食法第1条に「児童及び生徒の心身の健全な発達に資するもの」と明記されており，第2条には「学校給食の目標」が具体的に努力規定で示されている（p.31表3－8参照）。

学校給食は，児童・生徒の健康の保持と体位の向上ばかりでなく，手洗いや食卓でのマナーをはじめとする望ましい食習慣を形成すること，友だちや先生といっしょに楽しく会食することで他者との協調性・社会性を養い，好ましい人間関係を育成するための体験の場であり，勤労の重要さと感謝の精神，食文化や食料の生産から消費までの過程などについて正しい理解を導くために，重要な意義を果たしている。

2.2 食事摂取の基準

学校給食の食事内容は，文部科学省より学校給食実施基準第4条において「児童又は生徒一人一回当たりの学校給食摂取基準」として示されている。実際の運用にあたっては，児童・生徒個々の健康および生活活動等の実態ならびに地域の実情等に十分配慮し，弾力的に運用することとされており，栄養士・管理栄養士は，食物アレルギー，肥満，ダイエットなど，この時期の子どもたちに特有の問題について，十分な知識の修得が必要である。

2.3 学習指導要領における給食の位置づけ

現在の学習指導要領における小・中学校の教育課程は，各教科，「道徳」，「総合的な学習の時間」，ならびに「特別活動（学級活動，文化祭など学校行事，給食委員会など児童・生徒会活動，料理クラブなどクラブ活動など）」などによって編成されており，このうち学校給食は，「特別活動」に属する「**学級活動**」に位置づけられている（図11－1）。学校においては，「栄養指導」，「栄養教育」は使われず，「**食に関する指導**」とされており，日々の「給食の時間」を中心に学校給食を生きた教材として活用し，上記の教育課程の中で食に関する指導が行われている（図11－2）。

2.4 学校給食栄養管理者

学校給食に携わる栄養士は，「学校栄養職員」と呼ばれる。学校栄養職員の名称は，1974（昭和49）年に「公立義務教育諸学校の学級編制及び教職員定数の標準に関する法律」の一部改正により法制化され，学校給食法に規定されていた。

2004（平成16）年に学校教育法と教育職員免許法が改正され，栄養に関する専門性と教育に関する資質を併せ有する者として栄養教諭制度（p.87図7－10参照）が創設され，翌年度から「栄養教諭」が全国に誕生した。栄養士免許証を有する学校栄養職員は，教職免許状を有する栄養教諭と協働して学校給食を担うこととなり，改正学校給食法第7条に「学校給食栄養管理者」として新たに規定された。栄養教諭の配置は義務ではなく，公立小中学校では栄養教諭は県費負担教職員であることから地方公共団体（都道府県教育委員会）に，国立・私立では設置者の判断に委ねられている。

2.5 学校給食を介した食に関する指導

学校栄養職員は，学習指導要領に基づき学級担任や教科担任と協力して給食献立の意図するところを明確に伝えることで，日々の給食と各教科内容をつなげるよう努める（表11－2）。さらに1997（平成9）年に，学校栄養職員を「特別非常勤講師」に任命して学級担任や養護教諭とチームを組んで，学級で栄養教育を行うチームティーチング（team teaching）が認められてからは，学校栄養職員は栄養の専門家として給食の時間以外にも食に関する指導を実施している。

食育基本法においても食に関する体験活動の重要性が明記されているので，給食材料にできる野菜を育てるなど，児童・生徒が実体験できる参加型の授業を取り入れることが必要である。食物の選択の訓練のためには，バイキング給食の実施も勧められる。また，下級生と上級生あるいは他クラスの者がいっしょに食べる形式として交流

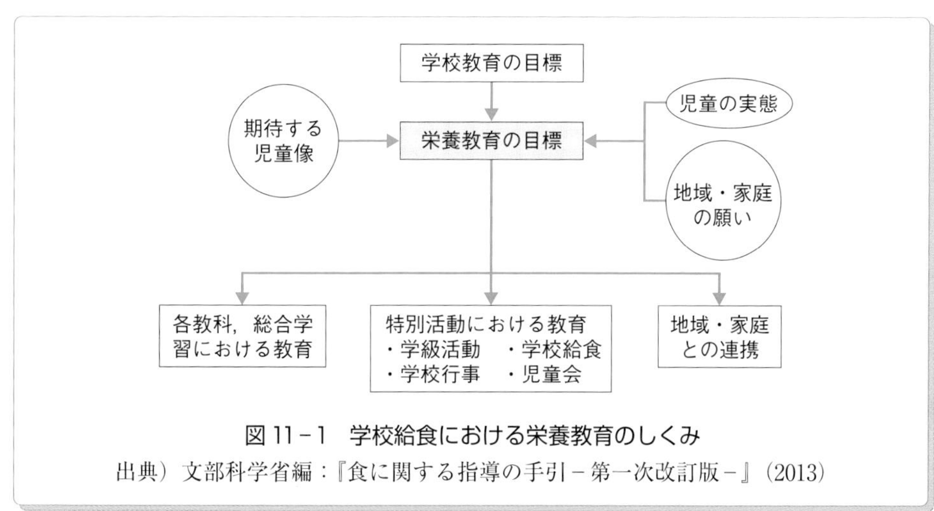

図11－1　学校給食における栄養教育のしくみ

出典）文部科学省編：『食に関する指導の手引－第一次改訂版－』（2013）

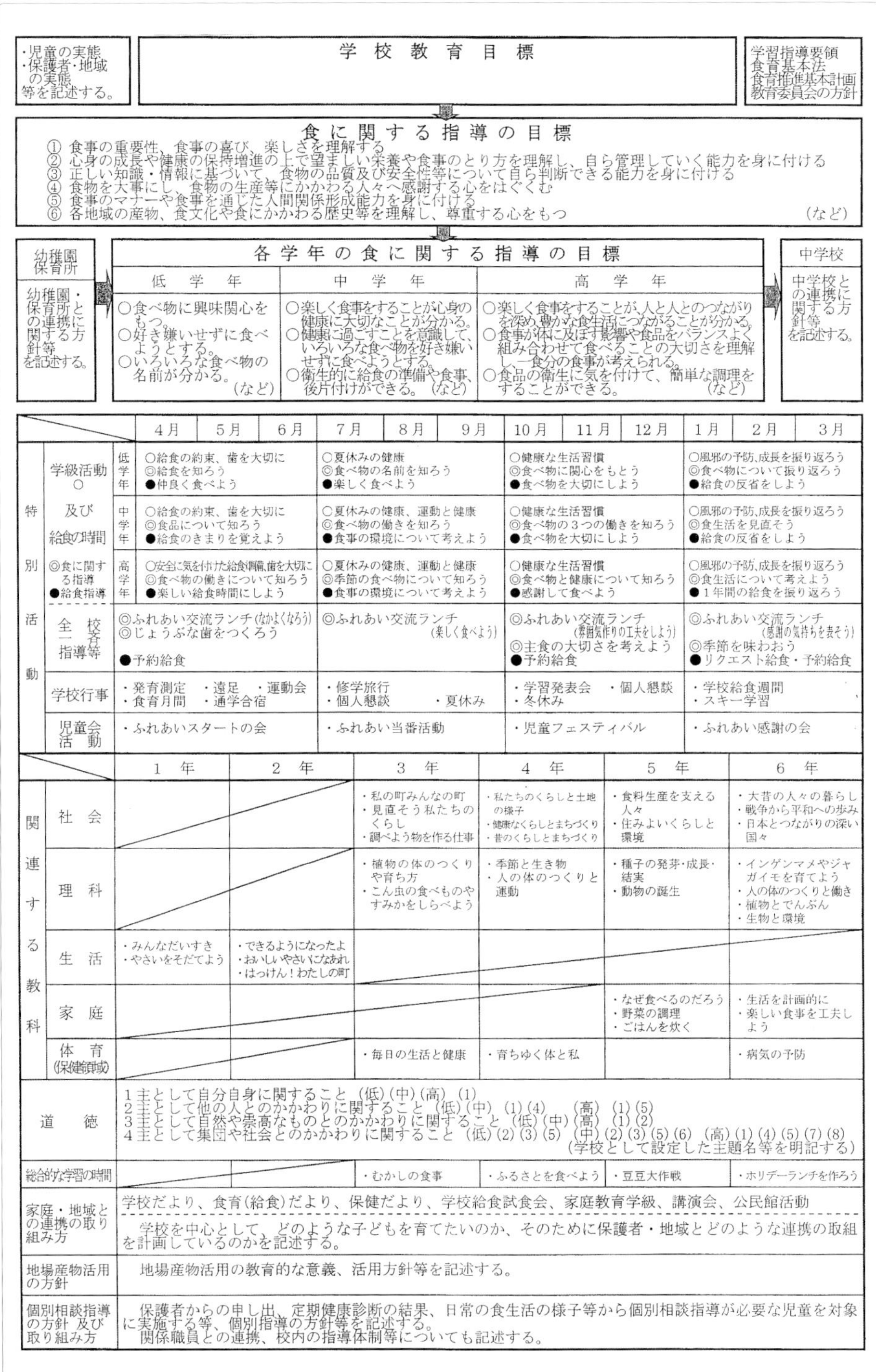

・児童の実態 ・保護者・地域の実態 等を記述する。	学校教育目標	学習指導要領 食育基本法 食育推進基本計画 教育委員会の方針

食に関する指導の目標

① 食事の重要性、食事の喜び、楽しさを理解する
② 心身の成長や健康の保持増進の上で望ましい栄養や食事のとり方を理解し、自ら管理していく能力を身に付ける
③ 正しい知識・情報に基づいて、食物の品質及び安全性等について自ら判断できる能力を身に付ける
④ 食物を大事にし、食物の生産等にかかわる人々へ感謝する心をはぐくむ
⑤ 食事のマナーや食事を通じた人間関係形成能力を身に付ける
⑥ 各地域の産物、食文化や食にかかわる歴史等を理解し、尊重する心をもつ　　　　（など）

幼稚園 保育所	各学年の食に関する指導の目標			中学校
	低　学　年	中　学　年	高　学　年	
幼稚園・保育所との連携に関する方針等を記述する。	○食べ物に興味関心をもつ。 ○好き嫌いせずに食べようとする。 ○いろいろな食べ物の名前が分かる。（など）	○楽しく食事をすることが心身の健康に大切なことが分かる。 ○健康に過ごすことを意識して、いろいろな食べ物を好き嫌いせずに食べようとする。 ○衛生的に給食の準備や食事、後片付けができる。（など）	○楽しく食事をすることが、人と人とのつながりを深め、豊かな食生活につながることが分かる。 ○食事が体に及ぼす影響や食品をバランスよく組み合わせて食べることの大切さを理解し、一食分の食事が考えられる。 ○食品の衛生に気を付けて、簡単な調理をすることができる。（など）	中学校との連携に関する方針等を記述する。

			4月 5月 6月	7月 8月 9月	10月 11月 12月	1月 2月 3月
特別活動	学級活動 ○ 及び 給食の時間 ◎食に関する指導 ●給食指導	低学年	○給食の約束、歯を大切に ◎給食を知ろう ●仲良く食べよう	○夏休みの健康 ◎食べ物の名前を知ろう ●楽しく食べよう	○健康な生活習慣 ◎食べ物に関心をもとう ●食べ物を大切にしよう	○風邪の予防、成長を振り返ろう ◎食べ物について振り返ろう ●給食の反省をしよう
		中学年	○給食の約束、歯を大切に ◎食品について知ろう ●給食のきまりを覚えよう	○夏休みの健康、運動と健康 ◎食べ物の働きを知ろう ●食事の環境について考えよう	○健康な生活習慣 ◎食べ物の３つの働きを知ろう ●食べ物を大切にしよう	○風邪の予防、成長を振り返ろう ◎食生活を見直そう ●給食の反省をしよう
		高学年	○安全に気を付けた給食準備、歯を大切に ◎食べ物の働きについて知ろう ●楽しい給食時間にしよう	○夏休みの健康、運動と健康 ◎季節の食べ物について知ろう ●食事の環境について考えよう	○健康な生活習慣 ◎食べ物と健康について知ろう ●感謝して食べよう	○風邪の予防、成長を振り返ろう ◎食生活について考えよう ●１年間の給食を振り返ろう
	全校一斉指導等		◎ふれあい交流ランチ（なかよくなろう） ◎じょうぶな歯をつくろう ●予約給食	◎ふれあい交流ランチ（楽しく食べよう）	◎ふれあい交流ランチ（雰囲気作りの工夫をしよう） ◎主食の大切さを考えよう ●予約給食	◎ふれあい交流ランチ（感謝の気持ちを表そう） ◎季節を味わおう ●リクエスト給食・予約給食
	学校行事		・発育測定　・遠足　・運動会 ・食育月間　・通学合宿	・修学旅行 ・個人懇談　・夏休み	・学習発表会　・個人懇談 ・冬休み	・学校給食週間 ・スキー学習
	児童会活動		・ふれあいスタートの会	・ふれあい当番活動	・児童フェスティバル	・ふれあい感謝の会

		1　年	2　年	3　年	4　年	5　年	6　年
関連する教科	社　会			・私の町みんなの町 ・見直そう私たちのくらし ・調べよう物を作る仕事	・私たちのくらしと土地の様子 ・健康なくらしとまちづくり ・昔のくらしとまちづくり	・食料生産を支える人々 ・住みよいくらしと環境	・大昔の人々の暮らし ・戦争から平和への歩み ・日本とつながりの深い国々
	理　科			・植物の体のつくりや育ち方 ・こん虫の食べものやすみかをしらべよう	・季節と生き物 ・人の体のつくりと運動	・種子の発芽・成長・結実 ・動物の誕生	・インゲンマメやジャガイモを育てよう ・人の体のつくりと働き ・植物とでんぷん ・生物と環境
	生　活	・みんなだいすき ・やさいをそだてよう	・できるようになったよ ・おいしいやさいになあれ ・はっけん！わたしの町				
	家　庭					・なぜ食べるのだろう ・野菜の調理 ・ごはんを炊く	・生活を計画的に ・楽しい食事を工夫しよう
	体　育 （保健領域）			・毎日の生活と健康	・育ちゆく体と私		・病気の予防
道　徳		1 主として自分自身に関すること（低）（中）（高）（1） 2 主として他の人とのかかわりに関すること（低）（中）（1）（4）　（高）（1）（5） 3 主として自然や崇高なものとのかかわりに関すること（低）（中）（高）（1）（2） 4 主として集団や社会とのかかわりに関すること（低）（2）（3）（5）（中）（2）（3）（5）（6）（高）（1）（4）（5）（7）（8） （学校として設定した主題名等を明記する）					
総合的な学習の時間				・むかしの食事	・ふるさとを食べよう	・豆豆大作戦	・ホリデーランチを作ろう
家庭・地域との連携の取り組み方		学校だより、食育（給食）だより、保健だより、学校給食試食会、家庭教育学級、講演会、公民館活動 学校を中心として、どのような子どもを育てたいのか、そのために保護者・地域とどのような連携の取組を計画しているのかを記述する。					
地場産物活用の方針		地場産物活用の教育的な意義、活用方針等を記述する。					
個別相談指導の方針及び取り組み方		保護者からの申し出、定期健康診断の結果、日常の食生活の様子等から個別相談指導が必要な児童を対象に実施する等、個別指導の方針等を記述する。 関係職員との連携、校内の指導体制等についても記述する。					

図 11－2　食に関する指導の全体計画（小学校）例

出典）文部科学省編：『食に関する指導の手引－第一次改訂版－』（2013）

表 11－2　給食の献立を教材として活用した教科等における指導の事例

ア．給食の献立を具体的な教材として，学習意欲を高める。 事例 〈小学校３年生　理科「植物をそだてよう」〉 学校給食で使用される食材に関連した身近な植物を育て，成長の過程やそのつくりを調べる学習を通して，植物に対する，興味・関心をもたせます。 例えば，オクラ，ミニトマトなど児童が栽培している野菜を給食で使い，味わうことで，植物に対する学習意欲や栄養に対する関心を高めます。	★　献立例 ・ごはん・牛乳 ・あゆの塩焼き ・オクラのおかかあえ ・ミニトマト ・南瓜の含め煮 ・そうめん汁
イ．給食の献立を教材として，学習の内容を広げる。 事例 〈小学校５年生　社会「水産業のさかんな○○市」〉 私たちの食生活にどれくらい水産物が使用されているか，給食や家庭の献立調べをします。また，水産物に関する歴史的な背景や流通について学習したことを給食につなげることにより，地元の産業に対する興味・関心を高め，郷土の食文化を知る学習に発展させることができます。	★　献立例 ・炊き込みごはん ・牛乳 ・飛び魚の蒲焼き ・いんげんソテー ・きゅうりとわかめの酢の物 ・すまし汁
ウ．給食の献立を教材として，より深く学ぶ。 事例 〈中学校３年生　保健体育「食生活と健康」〉 健康を保持増進させるために，栄養バランスのとれた食事やカルシウム摂取の重要性について教科で学習します。さらに，給食の時間に，献立作成上の配慮などについて学習するとともに，よりよい成長や健康に配慮した給食を食べる体験を通して学習内容を再確認し，家庭生活に生かすことができるようにします。	★　献立例 ・ごはん ・牛乳 ・鮭ときのこのホイル焼き ・切り干し大根炒め煮 ・いものこ汁 ・みかん

出典）文部科学省編：『食に関する指導の手引－第一次改訂版－』(2013)

給食があり，豊かな人間形成の場として有効とされている。

児童・生徒では，**朝食欠食**や間食（菓子類の食べすぎ），偏食（好き嫌い）などの問題が指摘されており，学校給食は家庭の食事を考慮して作成されなければならない。保護者への給食だよりの配布，給食試食会や親子給食などのイベントを開催するなど，家庭や地域社会との連携を図る。

3．児童福祉施設給食

3.1　施設の特徴と対象者

児童福祉施設は，児童福祉法に基づき18歳未満の児童を対象とした施設で，同法第７条に，**保育所**，助産施設，乳児院，母子生活支援施設などが規定されている。

これらの施設は入所施設か通所施設かによって１日の食事の回数が異なり，利用者の身体状況によっても食事の形態を工夫しなければならない。子どもたちは発育・発達段階にあるので個人差が大きく，**食物アレルギー**への配慮が必要な時期でもあるので，食事は個別的な対応が求められることが多い。また，家庭の団らんが感じられるような，精神的に安らげる食事環境を整えることも重要である。

栄養士の配置は，法令で定められた児童福祉施設の「最低基準」によって「職員」としてそれぞれ規定されている。ただし，栄養士がもっとも多くかかわるのが保育所であるが，保育所には保育士と医師や調理員の配置規定はあるものの，栄養士の配置は規定されていない。

3.2　食事摂取の基準と食事計画

児童福祉施設において提供される食事の給与栄養量の目標は，日本人の食事摂取基準が適用される。保育所など昼食を提供する場合は，1日の食事摂取基準値の概ね1/3を目安とし，おやつは発育・発達状況や生活状況などに応じて1日全体の10～20%程度を目安とする。食物アレルギーへの対応や家庭での食事とのバランスを考慮しなければならないので，保護者へ献立表を配布して家庭と連携した栄養管理が重要となる。食育の推進を図るため，行事食を取り入れたり野菜の栽培を体験させて情操を養い，食事のマナーを教えることなどが行われている。

4．社会福祉施設給食

4.1　老人福祉施設の特徴と対象者

老人福祉施設は，老人福祉法に基づく施設で，特別養護老人ホーム，養護老人ホーム，軽費老人ホーム，老人福祉センター，老人短期入所施設などがある。

高齢者の栄養指導の目標は，健康増進ではなくQOLの維持・向上であるので，高齢者の食事計画にあたっては，これまでの多様な生活歴と食習慣を否定するのではなく，嗜好を取り入れる姿勢が重要である。

一方で，老人福祉施設の利用者ではBMIが22より低い者が多いことが指摘されており，低栄養状態の予防と回復のために，標準体重を目標としてエネルギー摂取量を確保することが求められる。高齢者では，歯が喪失し口腔機能や代謝機能が低下しているので，咀嚼・嚥下障害を起こさぬように食事形態や摂食姿勢に注意を払い，食事計画や栄養指導は介護従事者や医療従事者と連携して行う。

4.2　障害者福祉施設の特徴と対象者

障害者は，障害者基本法第2条で「身体障害，知的障害，精神障害（発達障害を含む）その他の心身の機能の障害がある者であつて，障害及び社会的障壁により継続的に日常生活又は社会生活に相当な制限を受ける状態にあるもの」と定義されている。

障害者は，障害の内容や程度により身体活動量や身体状況，摂食機能状況に個人差が大きいので，障害者施設の給食は，食事摂取基準を参考に個々人の栄養アセスメントを確実に行い継続的な経過をみながら，少しでも個々人の状況に対応した栄養素等の設定に努める。食事摂取に支障がある場合には適切な食器・補助器具を利用する。

近年，ノーマライゼーション（normalization）の考え方が広まっているが，これは，障害者が社会から差別されたりすることなく，健常者（障害者でない者）とともに普通に生活（共生）できる地域社会をつくることをさす。これを実現するためには，福祉や介護の充実が必要である。

4.3 介護保険制度と栄養指導

介護保険制度は2000（平成12）年にスタートし，2005（平成17）年に改正されている。介護保険は現物給付であり，介護給付を行うサービスと予防給付を行うサービスがある。介護保険施設は介護保険法に基づく施設で，介護老人福祉施設（特別養護老人ホーム），介護老人保健施設，介護医療院（2018年制度新設），介護療養型医療施設（2023年制度廃止）があり，要介護認定された人が利用できる（図11－3）。

栄養ケア・マネジメント制度により，管理栄養士による栄養ケア・マネジメントが基本として位置づけられている。管理栄養士は，栄養ケア計画にそって，栄養食事指導を実施し，栄養の補給量や補給方法を医師・薬剤師・看護師などの他職種と連携して行っている。また，要介護高齢者では低栄養状態（低アルブミン血症）と脱水を起こしやすいので，家族や介護者・ホームヘルパーなど介護に携わる人に対して栄養教育を実施することが必要である。介護認定を受けた在宅患者には，管理栄養士による訪問栄養食事指導が「居宅療養管理指導」の中で認められている。また希望者に対しては，療養を目的として配食サービスも行われる。独居高齢者や高齢夫婦のみ，あるいは介護を要する高齢者や病弱者の介護者にとって，日々の三度の食事の買い物や調理は体力的な負担が大きい。そのために，自治体などにより自宅へでき上がった食事を配送するサービスである。これらの人では，身体を動かすことが少なくなって食欲が低下し単調な食事が続いていて栄養不足状態になっていることが多いので，栄養管理された宅配食はそれまでの食生活の改善ができる利点がある。

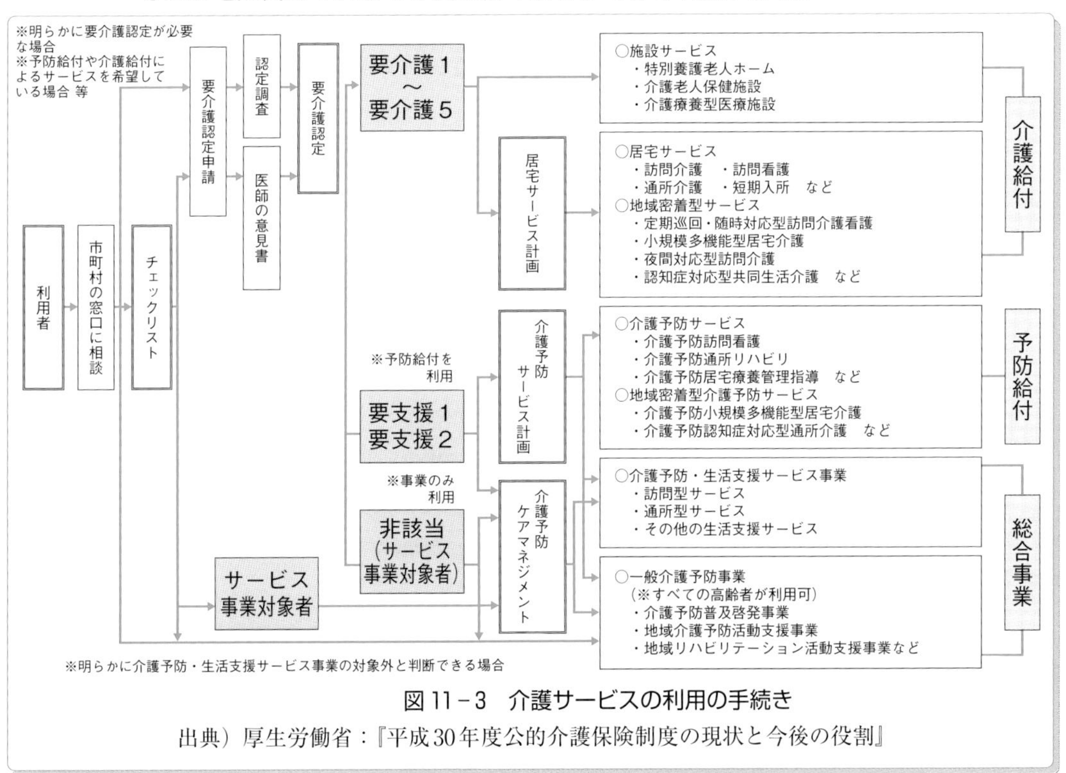

図11－3　介護サービスの利用の手続き

出典）厚生労働省：『平成30年度公的介護保険制度の現状と今後の役割』

在宅する高齢者を地域の福祉施設などに通所させて食事を提供したり，敬老の日に喫食会に招くなどして，食事とともに高齢者が集って情報交換できる憩いの場を提供するサービスが「会食サービス」である。特別養護老人ホームのデイサービス（通所介護）がこれに該当する。地域社会との交流が少なくなる在宅高齢者にとって，社会参加のできる貴重な機会であり，高齢者同士や施設スタッフと対話して交流することは，精神的なリフレッシュ効果が大きい。栄養士は，適切な食事の提供はもとより，対象者が楽しく憩える環境づくりをすることが重要である。

5．事業所給食

5.1　労働者のQOLと栄養指導

事業所給食は，企業のオフィス・工場・これらに附属する寮や研修施設などで提供される給食をいう。事業者給食は，モデル献立として適切な栄養量を給与することで労働者の健康の保持・増進に資し，他者とコミュニケーションをとりながらの食事は憩いの時間でもあるので，労働者のQOLの向上に貢献できる。労働者が勤務中に事故を起こしたりすることのないように体調を整えて勤務できることで労働生産性の向上にもつながる。給食費は，福利厚生の一環として，企業が一部負担する場合もある。

事業所給食の経営形態は，委託方式が90％を占め，栄養士は受託給食会社に所属する者が多く，企業の厚生担当部署との連携を図ることが重要となる。

5.2　労働者の生活習慣病予防と栄養指導

事業所の事業者は，労働安全衛生法などに基づき，常時使用する労働者に対して，健康診断を行わなければならず，健康教育および健康相談など必要な措置を継続的かつ計画的に講ずるように努めることが規定され，労働者自身も，事業者の行う健康教育等を利用して健康の保持・増進に努めることとされている。そのため，栄養士は産業栄養指導担当者として，産業医を中心とした産業保健指導担当者・運動指導担当者・運動実践担当者・心理相談担当者などの専門分野のスタッフとともに，働く人を対象とした総合的な「心とからだの健康づくり運動」（total health promotion plan：THP）に取り組んでいる。2008（平成20）年度からは，メタボリックシンドロームを予防するため，40～74歳の者に対する「特定健診・特定保健指導」制度がスタートし，健診の結果ハイリスクとなった者への保健指導が義務づけられた。THPにおいては，40歳未満の者やメンタルヘルスケアも含めて所見の認められない者も対象として健康管理が行われている。

職場のIT化が進み，労働者は身体活動が減少している一方，仕事に関して精神的ストレスを感じている者の割合が増加しているため，運動不足や肥満，食事の偏り，過度の飲酒，生活リズムの乱れが主な問題点としてあげられている。したがって，栄養士は，日々の献立作成に十分配慮するだけでなく，ポスターや献立表を食堂の見やすい場所に掲示し，食卓に卓上メモを置き，栄養メモやリーフレットを持ち帰れるように準備するなど，栄養指導媒体を活用して労働者への栄養指導に努める。

単身赴任や独身の男性では，外食や調理済み食品を買って家庭で食べる「中食」の頻度が高くなる傾向にあるので，栄養成分表示についての指導も必要となる。また，社内報が発行されている場合は，食・栄養に関する知識を掲載すると栄養指導の効果を広く得ることにつながる。労働者が自分の健康に関心をもつよう啓蒙するためには，年間行事の中に健康フェアーなどのイベントを企画することも有効である。

事業所給食は，病院や学校に比べて喫食することが義務づけられているわけではなく，対象者の勤務形態もさまざまで，継続性が低い特徴があり，飽きられないためにも献立・供食形態を工夫し，複数定食方式やカフェテリア方式など選択メニューを導入している施設が多い。この場合，栄養士はモデルとなる組み合わせ例を食堂に展示して，食堂での給食が健康づくりの実践の場となるように努める。

5.3 食事摂取の基準

特定給食施設において適切な栄養管理がなされるために，法令によって，設置者に対して栄養士の配置や献立の栄養基準について努力義務が規定されている。「栄養士又は管理栄養士を置くように努めなければならない」（健康増進法第21条第2項）こと，また栄養管理の基準として，「①利用者の身体の状況等を定期的に把握し，これらに基づき，適当な熱量および栄養素の量を満たす食事の提供に努める，②食事の献立は，身体の状況等のほか，利用者の日常の食事の摂取量，嗜好等に配慮して作成する，③献立表の掲示ならびに熱量およびたんぱく質，脂質，食塩等の主な栄養成分の表示等により，利用者に対して，栄養に関する情報の提供を行うこと」（健康増進法施行規則第9条）が示されている。

栄養管理の基準を実行するためには，「日本人の食事摂取基準」を参考にして献立を作成し，1か月間程度の給与栄養量の平均値が，食事摂取基準に準じたものになるのが望ましいとされている。

文　献

●参考文献

・文部科学省編：『食に関する指導の手引－第一次改訂版－』（2013）
・文部科学省編：『食に関する指導の手引－第二次改訂版－』（2019）
・全国栄養士養成施設協会，日本栄養士会監修：『サクセス管理栄養士講座 栄養教育論』，第一出版（2014）
・全国栄養士養成施設協会，日本栄養士会監修：『サクセス管理栄養士講座 臨床栄養学Ⅰ』，第一出版（2014）
・栄養関係法規集編集委員会 編：『栄養関係法規集第10版』，建帛社（2019）
・厚生労働省：『日本人の食事摂取基準（2020年版）』（2019）

第12章

栄養指導の国際的動向

1．先進諸国における栄養問題

1.1　栄養指導のためのツール

（1）食生活指針

1）アメリカの食生活指針

アメリカの食生活指針は，健康増進と生活習慣病予防を目的とし，アメリカ農務省（USDA）と保健福祉省（HHS）が作成し，5年ごとに改定されている。現在の最新版は，「アメリカ人のための食生活指針2020-2025（Dietary Guidelines for Americans 2020-2025）」で，2020年12月に公表された。

今回の食生活指針では，2歳未満の乳幼児の推奨摂取量が初めて設定された。出生から6カ月間，6～12カ月齢，12カ月齢以降の指針がそれぞれ示されている。また，成人には1日当たりの総摂取カロリーの85%を，いわゆる「栄養素密度の高い（nutrient-dense）」とされる食品群（野菜，果物，穀類，牛乳・乳製品，たんぱく質食品）から摂取することを推奨し，残り15%のカロリーは添加された糖類や飽和脂肪酸を含む食品から摂取できるとしている。これを「85-15ガイド」として推奨している。

この「アメリカ人のための食生活指針2020-2025」は4つの指針にまとめられている（表12－1）。

表12－1 「アメリカ人のための食生活指針2020-2025）～主旨

1．各々のライフステージで健康的な食生活様式を心掛けましょう。 乳児期，幼児期，小児期，青年期，成人期，妊娠期，授乳期，および高齢者のすべてのライフステージで，健康的な食事を摂るのに早すぎたり遅すぎたりすることはありません。
2．個人の嗜好，文化的伝統，経済状況に合わせて，栄養素密度の高い食品と飲料を選択し，それらの組み合わせを楽しみましょう。 健康的な食生活様式は，年齢，人種，民族，現在の健康状態に関わらず，すべての人に利益をもたらす可能性があり，この食生活指針は個別の要求や好み，アメリカの多様な文化や食習慣に合わせて，各人が利用できる枠組みを提供します。
3．栄養素密度の高い食品や飲料によって，食品群（野菜，果物，穀物，牛乳・乳製品，たんぱく質食品）の要求を満たすことに焦点を当て，摂取エネルギー量を範囲内に収めましょう。 栄養素密度の高い食品とは，ビタミン，ミネラル，その他健康を増進させる成分を供給し，添加された糖類，飽和脂肪，ナトリウムをほとんど含みません。野菜，果物，全粒穀類，魚介類，卵，豆，無塩のナッツと種子，無脂肪および低脂肪の乳製品，赤身肉，鶏肉が栄養素密度の高い食品です。
4．添加糖類，飽和脂肪，ナトリウムが多い食品や飲料，アルコール飲料の摂取を控えましょう。 添加糖類は，2歳以上は1日当たりのカロリーの10%未満。2歳未満の乳幼児には添加糖類を含む食品や飲料を避けましょう。アルコールを摂取する場合，男性の場合は1日2杯以下，女性の場合は1日1杯以下に制限しましょう。

2）その他諸外国の食生活指針

多くの先進国の食生活指針に共通する項目は，① 多種類の食品の摂取，② 脂肪・砂糖・食塩の制限，③ 十分な穀類の摂取，④ 野菜・果物の積極的な摂取，⑤ 飲酒量の制限，⑥ 適正体重の維持である。その他，食事を楽しみましょう，規則正しい食事摂取などもあげられている。

（2）フードガイド

食生活指針を元にして「何をどれだけ食べたらよいか」よりわかりやすく具体的にイラストで示し，健康的な食生活を実践するための媒体として作成されたものである。

1）アメリカのフードガイド

2005（平成17）年4月にアメリカ農務省より発表された「マイピラミッド」にかわるフードガイドとして，2011（平成23）年6月に「マイプレート」が発表された（図12－1）。

お皿の上に何をどのくらいのせればよいか，一目見てわかるようになっており，食の概念としてイメージしやすいものとなっている。四つに区切られたお皿の左上から，Fruitsは果実類，Vegetablesは野菜類，Proteinはたんぱく質性食品，Grainsは穀類，Dairyは牛乳・乳製品となっている。「アメリカ人のための食生活指針2010」にあげられていた「お皿の半分を野菜と果物で占めている」状態が示されている。

1食あたり，どのような食事をどのくらいすればよいのかを記号（アイコン）でカラフルに視聴覚的に示し，日常的に食事内容が異なっていても，具体的な対応が可能になるように考案されている。マイピラミッドでは，1日の食事をサービングで表現していたが，マイプレートでは，1食あたりのバランスで示しているので，誰でもわかりやすいものとなっている。これにより，ある程度栄養バランスが充実し，食べ過ぎ防止が期待できるとしている。

2）その他諸外国のフードガイド

フードガイドの型は国ごとにさまざまで，アメリカのようなプレート型もあれば，扇型，円型などもある。内容は食品群ごとに推奨量や目標量の割合をイラストで示している（図12－2）。日本のフードガイドは，2005（平成17）年に発表されたコマの形の「食事バランスガイド」であるが，その内容は他国と大きく異なり，食品ではなく料理を基準に示しているのが特徴である（第7章p.79～81参照）。

1.2 慢性疾患予防と栄養指導

（1）「ファイブ・ア・デイ（5 A Day）」運動

1991（平成3）年にアメリカの国立がん研究所（NCI）と農作物健康増進基金（PBH）が共同で，がんおよび生活習慣病予防のために始めた健康増進運動である。「1日に5サービング以上の野菜や果物を食べましょう」をキャッチフレーズに官・民・学連携体制で展開されている。

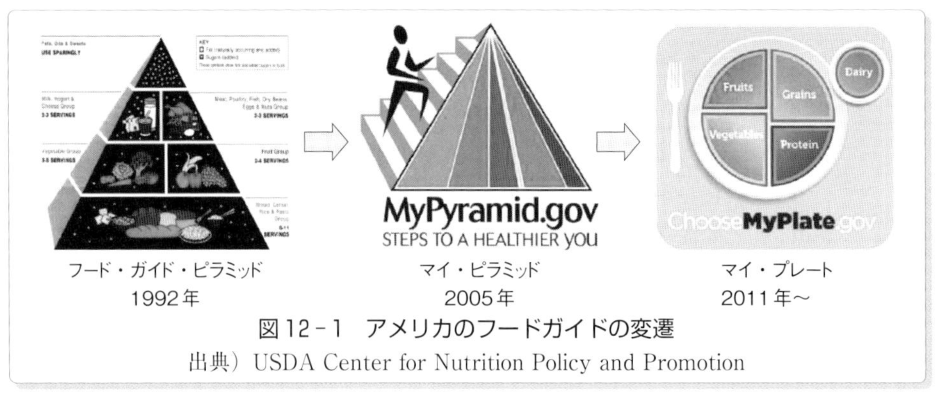

図12-1　アメリカのフードガイドの変遷

出典）USDA Center for Nutrition Policy and Promotion

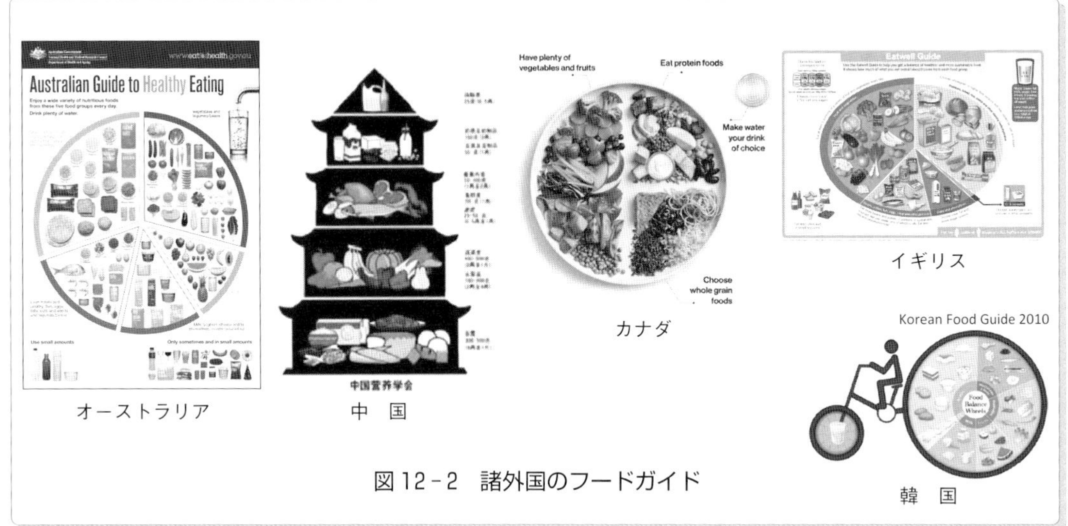

図12-2　諸外国のフードガイド

1.3　社会福祉活動と栄養指導

（1）食料援助プログラム

アメリカの食料援助プログラムでは，低所得者層に対する食料援助と栄養教育を合わせたプログラムを，数多く実施している。

1）WICプログラム

低所得による低栄養の妊婦・授乳婦・5歳未満の乳幼児に栄養価の高い食品（強化粉ミルク，牛乳，シリアル，チーズ，ジュースなど）を配布する。対象者は栄養教育を受ける義務がある。

2）補助的栄養支援プログラム（Supplemental Nutrition Assistance Program：SNAP）

低所得層に対する食料費補助対策として，農務省が実施している。スーパーマーケットなどで食料を購入できる電子カード（EBTカード：Electronic Benefit Transfer）を所得に応じて配布している。購入できるのは食料品で，たばこや酒類などの嗜好品は除外である。また，1992（平成4）年より受給者に対し，賢い食品選択ができるための栄養教育を導入している。

（2）高齢者栄養補給プログラム

アメリカ厚生省は，高齢者（60歳以上）に対し，所得にかかわらず栄養補給と栄養教育をセットにしたプログラム（会食サービス，食事宅配サービス）を実施している。

1.4 学校教育・家庭崩壊と栄養指導

（1）小児肥満予防

アメリカにおける小児肥満増加は，砂糖など甘味料の摂取過多が要因とされており，特に清涼飲料水の過剰摂取が指摘されている。そのため，アメリカ農務省は，ほかの関連団体と連携し，「Eat Smart. Play Hard.」（賢く食べて，元気に遊ぶ）プログラムを展開している。子どもたちが楽しみながらよりよい食生活を実践できる，また家族いっしょに健康的な生活習慣が身につく支援内容となっている。

（2）スローフード運動

1986（昭和61）年イタリアで生まれ，ファストフードに対抗し，郷土料理や伝統食を守り，伝えること，質のよい食品や味を守り，提供していくことを推進している。現在では世界各国に広まり，160か国以上に，約1500の支部があり，およそ10万人が活動している（日本スローフード協会HPより）。

（3）味覚教育プログラム

1990（平成２）年，フランス国立食文化評議会（CNAC）が中心となり，子どもの味覚鈍化とファストフードなどによる将来的な慢性疾患を危惧することから始まった，フランスの味覚喚起教育である。

2．開発途上国における栄養問題

2.1 開発途上国における栄養指導の動向

開発途上国においては，貧困，人口増加，自然災害，内乱や紛争などによる食料不足が発生し，**慢性的な栄養失調**や**飢餓**が問題となっている。ユニセフ（国連児童基金）を含む国連５機関が発表した「世界の食料安全保障と栄養の現状2019」によると，世界の飢餓人口は，推計８億2,000万人で，2017（平成29）年推計の８億1,100万人から上昇し，３年連続で増加している。飢餓の増加は，経済成長が遅れている国々で多くみられ，中所得国と一次産品貿易に依存する国で特に多い。飢餓蔓延率が最も高いのはアフリカで，どの地域でもゆっくりではあるが着実に上昇している。東アフリカでは人口の30.8％が栄養不良で，人口のおよそ３分の１を占めている。

増加の原因として，気候や紛争に加えて所得格差の拡大をあげており，貧困と脆弱のため社会から阻害されてしまっている人々が，景気の低迷・悪化に対処することがますます困難になってきている現状を報告している。

（1）栄養不足による問題

・たんぱく質・エネルギー欠乏症（PEM）：マラスムスやクワシオルコールなど。免疫力低下を生じ，感染症による乳児死亡増加の要因となっている。

・微量栄養素欠乏症：① 鉄（鉄欠乏性貧血，成長障害），② ビタミンA（眼疾患→失明，免疫力低下→感染症），③ ヨウ素（甲状腺腫，発達遅延），④ 亜鉛（成長遅滞，免疫力低下）。

（2）栄養過剰による問題

・過体重・肥満：高血圧や糖尿病など生活習慣病に移行しやすい。特に子どもの過体重や肥満は，将来的に生活習慣病となる可能性が高く，今後の動向を観察しつつ，栄養教育の必要性がある。

2.2　ジェンダーと栄養指導

ジェンダーとは生物学的な性別ではなく，社会的・文化的・心理的な性別を示す。

開発途上国では，女性の社会的地位は低く，教育・雇用・健康などの面で男性に比べ，弱い立場であることが多い。家庭内においても，食物配分に男性・男児が優先され，女性・女児の栄養状態が悪化し，健康障害を引き起こしているケースがある。また，妊娠・出産・授乳期の女性においては，栄養不良状態が母体のみならず，胎児の発育不良による低出生体重児，それに伴う子どもの慢性疾患が引き起こされる。

開発途上国においても，女性は発展・開発の重要な担い手であることを社会全体で認識しなければならない。栄養教育分野では，栄養改善のみならず，地域保健，母子保健，基礎衛生，教育の促進など，さまざまな支援活動が行われている。

文　献

●参考文献

・大野知子・辻とみ子編：『ヘルス21　栄養教育・栄養指導論　第6版』，医歯薬出版（2009）
・中村丁次・外山健二編：『管理栄養士講座　栄養教育論Ⅰ－栄養教育の概念と方法－』，建帛社（2006）
・八倉巻和子編：『改訂　栄養教育・指導－実習・実験－』，光生館（2007）
・春木　敏編：『エッセンシャル 栄養教育論　第2版』，医歯薬出版（2005）
・岸田典子・菅　淑江編：『ウェルネス 栄養教育・栄養指導論　第3版』，医歯薬出版（2005）
・丸山千寿子・足達淑子・武見ゆかり編：『健康栄養科学シリーズ　栄養教育論』，南江堂（2008）
・アメリカ農務省（USDA）・保健福祉省（HHS）：アメリカ人のための食生活指針2010（2011）
・国連食糧農業機関（FAO）・国際農林業協働協会（JAICAF）：世界の食糧不安の現状（2012）
・https://www.dietaryguidelines.gov/sites/default/files/2020-12/Dietary_Guidelines_for_Americans_2020-2025.pdf「Dietary Guidelines for Americans, 2020-2025」（2020）

第13章

栄養指導と情報の収集・処理および既存資料の活用

「正しく栄養指導を行う」，難しいことであるが栄養士・管理栄養士の大事な役割である。このためには，対象者の情報収集は不可欠である。さらに，栄養指導計画の立案，指導効果を評価するための科学的根拠（エビデンス）に基づいた基準値の設定，指標，考え方，前例など，比較できる情報が必要である。また，食行動変容には対象者の努力のみならず，食に関する適切な情報の提供や食物選択の幅を広げることなどの食環境整備を担うことも重要である。

1．情報収集の方法

栄養指導においてアセスメント，指導計画の立案，指導に対する評価には，対象者の健康・栄養状態にかかわる原因となる情報と結果となる情報の双方が必要となる。原因となる情報としては，食事状況がある。食事状況を得るためには，食事調査の実施が必要である。食事状況からは，エネルギーおよび各栄養素の摂取量，食習慣，食嗜好，欠食の有無，献立構成，食品摂取頻度などの情報が得られるため，目的に応じた食事調査を実施し，食事からの栄養状況の現状把握を行う。結果の情報としては，計測が手軽に実施できる体重，身長，腹囲などの身体測定や臨床検査などがある。

日本人の食事摂取基準（2015年版）より，エネルギー収支バランスの考え方が導入され，健康管理の指標として体重およびBMIを用いた栄養状態の評価を特に重視している。また，血液生化学検査，血圧などの検査結果は，生活習慣病予防，重症化予防の情報となる。さらに，年齢，性別，生活スタイル，身体活動，喫煙やアルコールの摂取状況に加え，食品の確保や家族構成や調理担当者など，食生活スタイルに影響を及ぼす地理的・経済的・社会的因子を把握するためにもこれらの情報は調査項目に必要とされる。

これら収集された個人および集団の情報は，科学的情報である指標，基準，ガイドラインなどの情報と比較検討を行い栄養指導に臨む。このため，得られたデータの真偽性や予測などを検討するためには，統計解析が必要となる場合もある。平均値，標準偏差などの基本統計量，比率，度数分布やクロス集計，t－検定，χ^2（カイ二乗）検定，分散分析，多変量解析などの統計処理方法とその解釈についての習得が必要となる。

なお，集団に対して行う場合は，個々のデータを集積し，集団としての栄養指導を行う。栄養情報の科学的根拠となる**栄養指導情報**は，食事摂取基準，国民健康・栄養調査，公衆衛生学の動向，各学会で検討されたガイドラインなどである。

2．情報収集・処理

情報源としては，書誌情報，電子情報，言語情報がある。**書誌情報**は，学会誌，専門誌，政府刊行物，専門図書，新聞，雑誌，広告書籍，刊行物などである。**電子情報**は，テレビ，ラジオなどのマスメディアによる情報およびインターネットなどである。**言語情報**には研究成果の発表および講演会などがある。

信頼できる情報源としては，政府刊行物，学会誌や団体機関誌と一般の出版社が刊行した専門誌，学会や研究会などが主催する研究発表やシンポジウム，講演会などがある。一方，不特定多数の対象者に発信される新聞，雑誌，広告やテレビ，ラジオなどのマスメディア情報は，一方的な考え方や誇張する表現，客観性，真偽性，正確性に乏しい場合がある。話題性を得るには有効であるが，フードファディズム的，すなわち「食べ物や栄養が，健康や病気に与える影響を過大に信じたり，評価する」といった情報はそのリスクに注意を要する。情報の真偽性を評価するには，正確な情報を判断できる基本的・専門的な知識獲得と信頼の置ける情報源を得ることが必要である。

インターネットの普及により，情報の収集や発信が国境を越えて瞬時に行える。最近，政府刊行物などもインターネットを介した情報開示が主流となっている。しかし，この簡便性はともすると氾濫した情報に翻弄される可能性がある。正しい情報を収集できるのか，誤った情報の渦に巻き込まれるかの取捨選択は利用者側に委ねられ，利用者は情報を正しく活用する力をもつことが必要となる。

またウイルス感染，個人情報の漏洩，間違った情報を発信してしまうなど，つねに危険と隣り合わせであることにも配慮する。情報を発信する場合は，正確なデータであること，**守秘義務**などの真摯な心とマナーも忘れてはならない。

インターネットの情報は検索エンジンを利用し，キーワードを元に検索する。キーワードは「上位概念」，「下位概念」，「同義語」，「関連語」を意識する。**上位概念**とは，一般的，総称的，抽象的な言葉であり，例えば，「果物類」となる。**下位概念**とは，具体的な言葉であり，例えば，「いちご」といった言葉になる。キーワードとともに，同義語，関連語もリストアップしておく。キーワードの組み合わせには，AND検索，OR検索，NOT検索が活用できる。高度な検索には検索オプションを利用する。信頼のおける検索サイトとして，政府，公共機関の情報サイト，学術的サイト，図書館の蔵書検索サイトなどがある。

検索し収集した情報が信頼できるかどうかを見きわめるには，栄養学的な科学的根拠と栄養疫学に関する理解が不可欠である。信頼度はその情報がいかに学術的な研究デザインに基づいているか，同様の複数の研究がなされているかで評価される。しかしながら，現時点において，この評価の信頼性が高くとも将来どうなるかは今後の研究により変わる可能性がある。

栄養指導を進めるにあたり，科学的根拠は不可欠であるが，つねに絶対ではない。指導者は信頼性のある最新の情報を収集・評価し，情報の検証ができる知識を極める努力と経験を積み，活用することを忘れてはならない。

3．食環境整備の必要性

対象者の努力のみでは達成できない食行動変容には，食環境の改善を可能にする食環境整備が必要である。食環境には，① 食物が食卓にのぼるまでの生産から流通・消費までのシステム全体を提供する食物のアクセス（フードシステムともいう）と，② 栄養・食生活・健康に関する情報の流れのシステム全体を提供する情報へのアクセスの２つがある。これらの両面を整備することで，地域に暮らす人びとに対し，適切な情報と健康的な食物を入手しやすい食環境を提供できるのである。

健康日本21（2000～2012年）において，健康づくりのための食環境整備に関する基本的な考え方として，① 個人や集団の栄養状態・栄養素・食物摂取の目標，② 知識・態度・行動の目標，③ 個人の行動を支援するための環境づくりの３段階の達成目標を示した。2016（平成28）年より，スマートミールを継続的に提供する店舗や事業所に対し，「健康的な食事・食環境」の認証制度が開始した。スマートミールとは，栄養バランスのとれた，主食・主菜・副菜のそろった食事のことである。

コラム　どうしてバターが不足したのか

2014年秋，大切な栄養素「６つの基礎食品」に含まれるバターが不足した。

2013年の猛暑による乳牛の乳房炎等の多発，乳牛頭数の減少から，生乳の生産量が減少したため，バターの生産量が減り，在庫量が大きく減少した。

乳業メーカー等は，安定供給継続のため，出荷量を抑制した。

それを受け，国民の家庭用バター購入量が増加したため，店頭のバターが品薄状態になってしまったのだ。

2015年度のバター不足が懸念されたため，国はバター1万3,000トン（2013年度生産量のおよそ２割）を輸入し，2014年末までに1万トンが乳業メーカー等に売り渡された。また「バターの安定供給に係る取組の強化を依頼する通知」を2014年11月に発出。乳業各社の努力により，最需要期である12月を乗り切った。

さらに2015年3月までに3,000トンのバターが輸入される予定で，年度内の必要量は確保できる見通しである。

国は生乳生産および需給動向を注視し，必要であれば輸入することで，バターをはじめ乳製品の安定供給を図る。

（農林水産省資料より）

4．資料検索の方法（表13－1）

既存の資料・情報は多く出回っているが，指導・教育の基準となり，手がかりとなるものとしては，各省庁・関連機関が刊行する政府刊行物がある。官報，白書，統計報告書，広報資料，学術研究報告などがあり，政府刊行物センターや一部の書店で販売されている。また，インターネットで検索することもできる。その他，公的機関の広報誌や大学紀要，学会誌や専門雑誌などの雑誌，業界紙などの新聞，事典・辞典・百科事典・専門分野別辞典などもある。

表13－1　栄養関連のおもな活字情報源

政府刊行物	国民健康・栄養の現状（国立健康・栄養研究所）　厚生労働白書（厚生労働省）　環境白書・循環型社会白書・生物多様性白書（環境省）　厚生の指標，国民衛生の動向，国民の福祉と介護の動向（財団法人厚生労働統計協会）　食中毒統計（厚生労働省医薬局食品保健部）　人口動態統計，患者調査（厚生労働省大臣官房統計情報部）　国勢調査報告，社会生活統計指標，家計調査年報（総務省統計局）　国民生活白書（内閣府）　食料需給表（農林水産省大臣官房食料安全保障課）　学校保健統計調査報告書（文部科学省）　国民生活動向調査（国民生活センター）
専門誌	栄養学レビュー　日本栄養士会雑誌　臨床栄養　食の科学　食品と科学　学校の食事　学校給食　食生活　食と健康　公衆衛生　健康の科学　食べもの文化　ヘルスケア・レストラン　ヒューマンボディ　栄養と料理　切り抜き速報生活と科学　切り抜き速報健康教育
学会誌	栄養学雑誌（日本栄養改善学会）　日本栄養・食糧学会誌（日本栄養・食糧学会）　食品衛生学雑誌（日本食品衛生学会）　日本公衆衛生雑誌（日本公衆衛生学会）　日本調理科学会誌（日本調理科学会）　日本家政学会誌（日本家政学会）　ビタミン（日本ビタミン学会）　日本健康教育学会誌（日本健康教育学会）　日本化学会誌（日本化学会）　体力科学（日本体力医学会）　生化学（日本生化学会）　糖尿病（日本糖尿病学会）　日本臨床栄養学会雑誌（日本臨床栄養学会）　日本病態栄養学会誌（日本病態栄養学会）　肥満研究（日本肥満学会）　学校保健研究（日本学校保健学会）　日本給食経営管理学会誌（日本給食経営管理学会）　日本食生活学会誌（日本食生活学会）　Nutrition reviews Journal of nutrition　The Journal of the Academy of Nuttition and Dietetics　The American journal of clinical nutrition

5．資料の活用（表13－2）

インターネットの活用はもっとも迅速に新しい情報を得ることができ，仕事の能率化に貢献できる。しかし，発信された情報が正確かどうかは信頼のおけるWebページから確認しなければならない。つねに新しい情報を入手し，正確であることを確認しながら正しく用いて，指導・教育に使用する。

表 13－2　関連機関とURL（ホームページ）

官公庁・研究教育機関	
厚生労働省	https://www.mhlw.go.jp/
文部科学省	https://www.mext.go.jp/
農林水産省	https://www.maff.go.jp/
環境省	https://www.env.go.jp/
総務省統計局	https://www.stat.go.jp/
国立保健医療科学院	https://www.niph.go.jp/
国立国会図書館	https://www.ndl.go.jp/
国立医薬品食品衛生研究所	www.nihs.go.jp/index-j.html
東京都福祉保健局	https://www.fukushihoken.metro.tokyo.lg.jp/
日本医師会	https://www.med.or.jp/
独立行政法人国民生活センター	www.kokusen.go.jp/
一般財団法人厚生労働統計協会	www.hws-kyokai.or.jp/
国立研究開発法人国立健康・栄養研究所	https://www.nibiohn.go.jp/eiken/
公益財団法人健康・体力づくり事業財団（健康日本21）	www.kenkounippon21.gr.jp/
公益社団法人日本栄養士会	https://www.dietitian.or.jp/
公益財団法人日本健康・栄養食品協会	www.jhnfa.org/
一般財団法人日本食品分析センター	https://www.jfrl.or.jp/
公益社団法人日本食品衛生協会	www.n-shokuei.jp/
一般社団法人日本病院会	www.hospital.or.jp/
一般社団法人全国栄養士養成施設協会	https://www.eiyo.or.jp/
一般社団法人東京都食品衛生協会	www.toshoku.or.jp/
WHO　世界保健機関	https://www.who.int/en/
FAO　国連食糧農業機関	www.fao.org/home/en/
FAO　国連食糧農業機関　駐日連絡事務所	www.fao.org/japan/jp/
外食・給食関連	
一般財団法人日本フードサービス協会	www.jfnet.or.jp/
公益社団法人日本給食サービス協会	www.jcfs.or.jp/
公益社団法人日本メディカル給食協会	https://www.j-mk.or.jp/
一般社団法人日本冷凍食品協会	https://www.reishokukyo.or.jp/
一般社団法人日本厨房工業会	https://www.jfea.or.jp/
一般財団法人食品産業センター	https://www.shokusan.or.jp/
公益社団法人米穀安定供給確保支援機構	https://www.komenet.jp/
公益財団法人食の安全・安心財団	anan-zaidan.or.jp/

付表・資料

● 付表 1　健康づくりのための食生活指針（1985年　厚生省）

1．多様な食品で栄養バランスを
・一日30食品を目標に
・主食，主菜，副菜をそろえて
2．日常の生活活動に見合ったエネルギーを
・食べすぎに気をつけて，肥満を予防
・よくからだを動かして，食事内容にゆとりを
3．脂肪は量と質を考えて
・脂肪はとりすぎないように
・動物性の脂肪より植物性の油を多めに
4．食塩をとりすぎないように
・食塩は一日10グラム以下を目標に
・調理の工夫で，むりなく減塩
5．こころのふれあう楽しい食生活を
・食卓を家族ふれあいの場に
・家庭の味，手づくりのこころを大切に

● 付表 2　健康づくりのための食生活指針－対象特性別（1990年　厚生省）

〔1〕成人病予防のための食生活指針
1. いろいろ食べて成人病予防
—主食，主菜，副菜をそろえ，目標は1日30食品
—いろいろ食べて，食べ過ぎないように
2. 日常生活は食事と運動のバランスで
—食事はいつも腹八分目
—運動十分で食事を楽しもう
3. 減塩で高血圧と胃がん予防
—塩からい食品を避け，食塩摂取は1日10グラム以下
—調理の工夫で，無理なく減塩
4. 脂肪を減らして心臓病予防
—脂肪とコレステロール摂取を控えめに
—動物性脂肪，植物油，魚油をバランス良く
5. 生野菜，緑黄色野菜でがん予防
—生野菜，緑黄色野菜を毎食の食卓に
6. 食物繊維で便秘・大腸がんを予防
—野菜，海藻をたっぷりと
7. カルシウムを十分とって丈夫な骨づくり
—骨粗しょう症の予防は青壮年期から
—カルシウムに富む牛乳，小魚，海藻を
8. 甘い物は程々に
—糖分を控えて肥満を予防
9. 禁煙，飲酒で健康長寿
—禁煙は百益あっても一害なし
—百薬の長アルコールも飲み方次第

〔2〕成長期のための食生活指針
1. 子供と親を結ぶ絆としての食事—乳児期—
①　食事を通してのスキンシップを大切に
②　母乳で育つ赤ちゃん，元気
③　離乳の完了，満1歳
④　いつでも活用，母子健康手帳
2. 食習慣の基礎づくりとしての食事—幼児期—
①　食事のリズム大切，規則的に
②　何でも食べられる元気な子
③　うす味と和風料理に慣れさせよう
④　与えよう，牛乳・乳製品を十分に
⑤　一家そろって食べる食事の楽しさを
⑥　心掛けよう，手づくりおやつの素晴らしさ
⑦　保育所や幼稚園での食事にも関心を
⑧　外遊び，親子そろって習慣に
3．食習慣の完成期としての食事—学童期—
①　1日3食規則的，バランスとれた良い食事
②　飲もう，食べよう，牛乳・乳製品
③　十分に食べる習慣，野菜と果物
④　食べ過ぎや偏食なしの習慣を
⑤　おやつには，いろんな食品や量に気配りを
⑥　加工食品，インスタント食品の正しい利用
⑦　楽しもう，一家団らんおいしい食事
⑧　考えよう，学校給食のねらいと内容
⑨　つけさせよう，外に出て体を動かす習慣を
4. 食習慣の自立期としての食事—思春期—
①　朝，昼，晩，いつもバランス良い食事
②　進んでとろう，牛乳・乳製品を
③　十分に食べて健康，野菜と果物
④　食べすぎ，偏食，ダイエットにはご用心
⑤　偏らない，加工食品，インスタント食品に
⑥　気を付けて，夜食の内容，病気のもと
⑦　楽しく食べよう，みんなで食事
⑧　気を配ろう，適度な運動，健康づくり

〔3〕女性（母性を含む）のための食生活指針
1. 食生活は健康と美のみなもと
①　上手に食べて体の内から美しく
②　無茶な減量，貧血のもと
③　豊富な野菜で便秘を予防
2．新しい生命と母に良い栄養
①　しっかり食べて，一人二役
②　日常の仕事，買い物，良い運動
③　酒とたばこの害から胎児を守ろう
3. 次の世代に賢い食習慣を
①　うす味のおいしさを，愛児の下にすり込もう
②　自然な生活リズムを幼いときから
③　よく噛んで，よーく味わう習慣を
4. 食事に愛とふれ合いを
①　買ってきた加工食品にも手のぬくもりを
②　朝食はみんなの努力で勢ぞろい
③　食卓は「いただきます」で始まる今日の出来ごと報告会
5. 家族の食事，主婦はドライバー
①　食卓で，家族の顔見て健康管理
②　栄養バランスは，主婦のメニューで安全運転
③　調理自慢，味と見栄えに安全チェック

6. 働く女性は正しい食事で元気はつらつ
　① 体が資本,食で健康投資
　② 外食は新しい料理を知る良い機会
　③ 食事づくりに趣味を見つけてストレス解消
7.「伝統」と「創造」で新しい食文化を
　①「伝統」に「創造」を和えて,我が家の食文化
　② 新しい生活の知恵で環境の変化に適応
　③ 食文化,あなたとわたしの積み重ね

〔4〕高齢者のための食生活指針
1. 低栄養に気を付けよう
　―体重低下は黄信号
2. 調理の工夫で多様な食生活を
　―何でも食べよう,だが食べ過ぎに気を付けて
3. 副食から食べよう
　―年をとったらおかずが大切
4. 食生活をリズムに乗せよう
　―食事はゆっくり欠かさずに
5. よく体を動かそう
　―空腹感は最高の味付け
6. 食生活の知恵を身につけよう
　―食生活の知恵は若さと健康づくりの羅針盤
7. おいしく,楽しく,食事をとろう
　―豊かな心が育む健やかな高齢期

● 付表 3　食生活指針（2000年　文部省・厚生省・農林水産省）

○食事を楽しみましょう。
○1日の食事のリズムから，健やかな生活リズムを。
○主食，主菜，副菜を基本に，食事のバランスを。
○ごはんなどの穀類をしっかりと。
○野菜・果物，牛乳・乳製品，豆類，魚なども組み合わせて。
○食塩や脂肪は控えめに。
○適正体重を知り，日々の活動に見合った食事量を。
○食文化や地域の産物を活かし，ときには新しい料理も。
○調理や保存を上手にして無駄や廃棄を少なく。
○自分の食生活を見直してみましょう。

● 付表 4　健康づくりのための睡眠指針2014～睡眠12箇条～（2014年　厚生労働省）

① 良い睡眠で，からだもこころも健康に。
　・良い睡眠で，からだの健康づくり
　・良い睡眠で，こころの健康づくり
　・良い睡眠で，事故防止

② 適度な運動，しっかり朝食，ねむりとめざめのメリハリを。
　・定期的な運動や規則正しい食生活は良い睡眠をもたらす
　・朝食はからだとこころのめざめに重要
　・睡眠薬代わりの寝酒は睡眠を悪くする
　・就寝前の喫煙やカフェイン摂取を避ける

③ 良い睡眠は，生活習慣病予防につながります。
　・睡眠不足や不眠は生活習慣病の危険を高める
　・睡眠時無呼吸は生活習慣病の原因になる
　・肥満は睡眠時無呼吸のもと

④ 睡眠による休養感は，こころの健康に重要です。
　・眠れない，睡眠による休養感が得られない場合，こころのSOSの場合あり
　・睡眠による休養感がなく，日中もつらい場合，うつ病の可能性も

⑤ 年齢や季節に応じて，ひるまの眠気で困らない程度の睡眠を。
　・必要な睡眠時間は人それぞれ
　・睡眠時間は加齢で徐々に短縮
　・年をとると朝型化 男性でより顕著
　・日中の眠気で困らない程度の自然な睡眠が一番

⑥ 良い睡眠のためには，環境づくりも重要です。
　・自分にあったリラックス法が眠りへの心身の準備となる
　・自分の睡眠に適した環境づくり

⑦ 若年世代は夜更かし避けて，体内時計のリズムを保つ。
　・子どもには規則正しい生活を
　・休日に遅くまで寝床で過ごすと夜型化を促進
　・朝目が覚めたら日光を取り入れる
　・夜更かしは睡眠を悪くする

⑧ 勤労世代の疲労回復・能率アップに，毎日十分な睡眠を。
　・日中の眠気が睡眠不足のサイン
　・睡眠不足は結果的に仕事の能率を低下させる
　・睡眠不足が蓄積すると回復に時間がかかる
　・午後の短い昼寝で眠気をやり過ごし能率改善

⑨ 熟年世代は朝晩メリハリ，ひるまに適度な運動で良い睡眠。
　・寝床で長く過ごしすぎると熟睡感が減る
　・年齢にあった睡眠時間を大きく超えない習慣を
　・適度な運動は睡眠を促進

⑩ 眠くなってから寝床に入り，起きる時刻は遅らせない。
　・眠たくなってから寝床に就く，就床時刻にこだわりすぎない
　・眠ろうとする意気込みが頭を冴えさせ寝つきを悪くする
　・眠りが浅いときは，むしろ積極的に遅寝・早起きに

⑪ いつもと違う睡眠には，要注意。
　・睡眠中の激しいいびき・呼吸停止，手足のぴくつき・むずむず感や歯ぎしりは要注意
　・眠っても日中の眠気や居眠りで困っている場合は専門家に相談

⑫ 眠れない，その苦しみをかかえずに，専門家に相談を。
　・専門家に相談することが第一歩
　・薬剤は専門家の指示で使用

付表5　健康づくりのための休養指針（1994年5月　厚生省）

1. 生活にリズムを
   - 早目に気付こう，自分のストレスに
   - 睡眠は気持ちよい目覚めがバロメーター
   - 入浴で，からだもこころもリフレッシュ
   - 旅に出掛けて，こころの切り換えを
   - 休養と仕事のバランスで能率アップと過労防止
2. ゆとりの時間でみのりある休養を
   - 1日30分，自分の時間をみつけよう
   - 活かそう休暇を，真の休養に
   - ゆとりの中に，楽しみや生きがいを
3. 生活の中にオアシスを
   - 身近な中にもいこいの大切さ
   - 食事空間にもバラエティを
   - 自然とのふれあいで感じよう，健康の息吹を
4. 出会いときずなで豊かな人生を
   - 見出そう，楽しく無理のない社会参加
   - きずなの中ではぐくむ，クリエイティブ・ライフ

付表6　食　品　群

三色食品群

色	分　類	食　品	栄養素
赤	血や肉をつくる	魚介類・肉類・豆類・乳・卵	たんぱく質
黄	働く力や熱となる	穀類・いも類・砂糖・油脂	糖質・脂肪
緑	身体の生理機能を整える	野菜・果物・海藻類	ビタミン・無機質

4つの食品群（成人男子軽い労作の1人1日量）

群	食品	量	計	栄養素	働き
一群	牛　乳 卵	250 g 50 g	300 g	良質たんぱく質，脂質，カルシウム，ビタミンA・B_2	栄養を完全にする
二群	魚介・肉 豆・豆製品	120 g 80 g	200 g	良質たんぱく質，脂質，ビタミンA・B_1・B_2	肉や血をつくる
三群	緑黄色野菜 淡色野菜 いも類 果　物	100 g 200 g 100 g 200 g	600 g	ビタミンA・C，ミネラル，繊維	身体の調子をよくする
四群	穀　物 砂　糖 油　脂	250 g 20 g 25 g	295 g	糖質，たんぱく質，脂質	力や体温となる

6つの基礎食品－毎日の食事に必ず六つを組み合わせましょう－

食品の種別		食品の例示
1	魚	魚・貝・いか・たこ・かに・かまぼこ・ちくわなど
	肉	魚肉・豚肉・鳥肉・ハム・ソーセージなど
	卵	鶏肉・うずら卵など
	大豆	大豆・豆腐・納豆・生揚げ・がんもどきなど
2	牛乳・乳製品	牛乳・スキムミルク・チーズ・ヨーグルトなど
	骨ごと食べられる魚	めざし・わかさぎ・しらす干しなど （わかめ・こんぶ・のりなど海藻を含む）
3	緑黄色野菜	にんじん・ほうれん草・こまつな・かぼちゃ・トマトなど
4	その他の野菜	だいこん・はくさい・キャベツ・きゅうりなど
	果物	みかん・りんご・なし・ぶどう・いちごなど
5	米・パン・めん・いも	飯・パン・うどん・そば・スパゲティなど さつまいも・じゃがいも・さといもなど （砂糖・菓子など糖質含量の多い食品を含む）
6	油脂	てんぷら油・サラダ油・ラード・バター・マーガリンなど （マヨネーズ・ドレッシングなど多脂性食品を含む）

注）各食品とも栄養成分の似たもの同士をまとめたもの。3色食品群は栄養改善普及会，4つの食品群は女子栄養大学，6つの基礎食品は厚生労働省が提唱しているもの。

● 資料　健康づくりのための身体活動基準2013（抜粋）（2013年　厚生労働省）

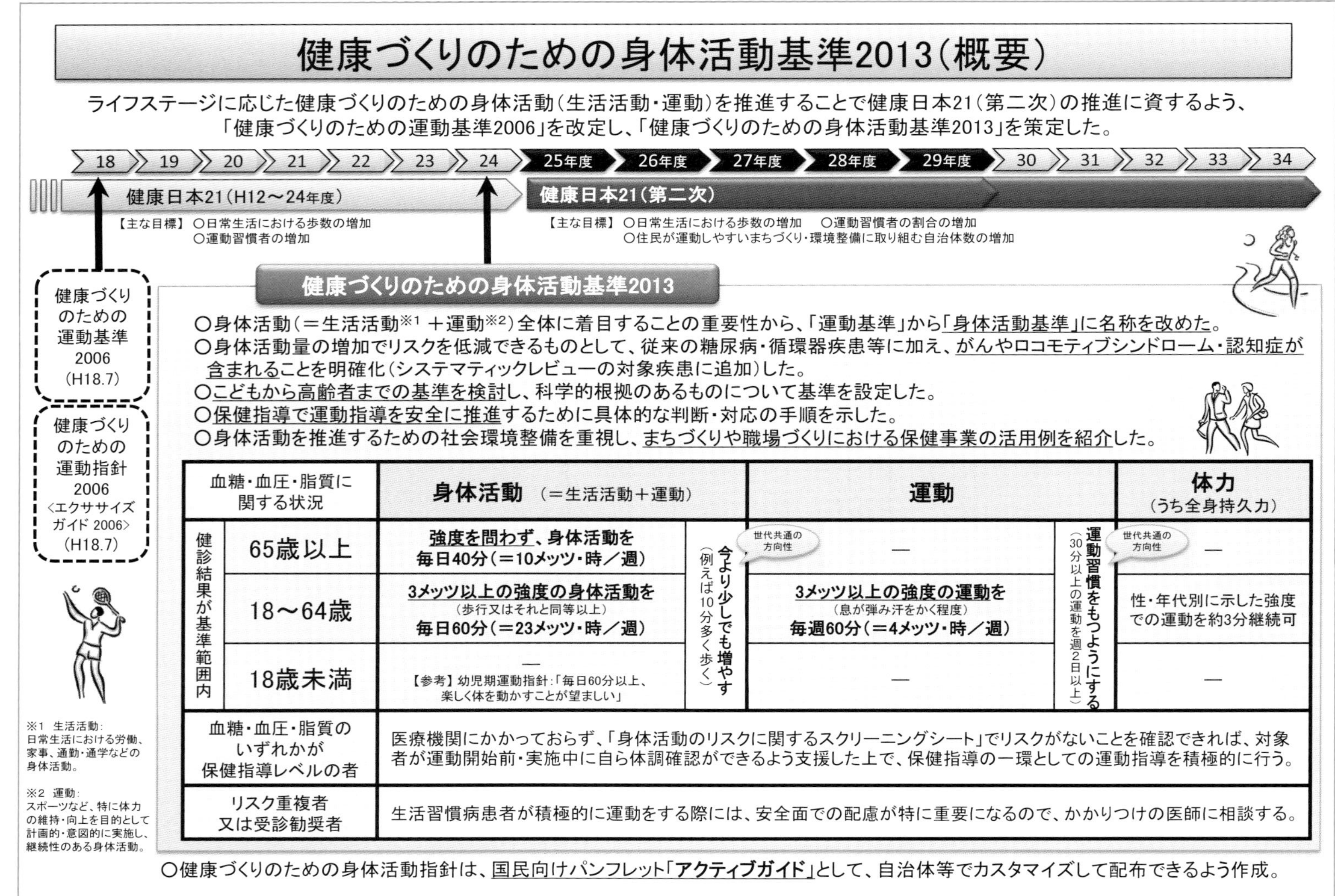

健康づくりのための身体活動基準2013（概要）

ライフステージに応じた健康づくりのための身体活動（生活活動・運動）を推進することで健康日本21（第二次）の推進に資するよう、「健康づくりのための運動基準2006」を改定し、「健康づくりのための身体活動基準2013」を策定した。

18 / 19 / 20 / 21 / 22 / 23 / 24 / 25年度 / 26年度 / 27年度 / 28年度 / 29年度 / 30 / 31 / 32 / 33 / 34

健康日本21（H12～24年度）
【主な目標】○日常生活における歩数の増加
○運動習慣者の増加

健康日本21（第二次）
【主な目標】○日常生活における歩数の増加　○運動習慣者の割合の増加
○住民が運動しやすいまちづくり・環境整備に取り組む自治体数の増加

健康づくりのための運動基準2006（H18.7）

健康づくりのための運動指針2006 <エクササイズガイド2006>（H18.7）

健康づくりのための身体活動基準2013

○身体活動（＝生活活動※1 ＋運動※2）全体に着目することの重要性から、「運動基準」から「身体活動基準」に名称を改めた。
○身体活動量の増加でリスクを低減できるものとして、従来の糖尿病・循環器疾患等に加え、がんやロコモティブシンドローム・認知症が含まれることを明確化（システマティックレビューの対象疾患に追加）した。
○こどもから高齢者までの基準を検討し、科学的根拠のあるものについて基準を設定した。
○保健指導で運動指導を安全に推進するために具体的な判断・対応の手順を示した。
○身体活動を推進するための社会環境整備を重視し、まちづくりや職場づくりにおける保健事業の活用例を紹介した。

血糖・血圧・脂質に関する状況		身体活動（＝生活活動＋運動）		運動		体力（うち全身持久力）
健診結果が基準範囲内	65歳以上	強度を問わず、身体活動を毎日40分（＝10メッツ・時／週）	今より少しでも増やす（例えば10分多く歩く）［世代共通の方向性］	―	運動習慣をもつようにする（30分以上の運動を週2日以上）［世代共通の方向性］	―
	18～64歳	3メッツ以上の強度の身体活動を（歩行又はそれと同等以上）毎日60分（＝23メッツ・時／週）		3メッツ以上の強度の運動を（息が弾み汗をかく程度）毎週60分（＝4メッツ・時／週）		性・年代別に示した強度での運動を約3分継続可
	18歳未満	― 【参考】幼児期運動指針：「毎日60分以上、楽しく体を動かすことが望ましい」		―		―
血糖・血圧・脂質のいずれかが保健指導レベルの者		医療機関にかかっておらず、「身体活動のリスクに関するスクリーニングシート」でリスクがないことを確認できれば、対象者が運動開始前・実施中に自ら体調確認ができるよう支援した上で、保健指導の一環としての運動指導を積極的に行う。				
リスク重複者又は受診勧奨者		生活習慣病患者が積極的に運動をする際には、安全面での配慮が特に重要になるので、かかりつけの医師に相談する。				

※1 生活活動：日常生活における労働、家事、通勤・通学などの身体活動。

※2 運動：スポーツなど、特に体力の維持・向上を目的として計画的・意図的に実施し、継続性のある身体活動。

○健康づくりのための身体活動指針は、国民向けパンフレット「アクティブガイド」として、自治体等でカスタマイズして配布できるよう作成。

健康づくりのための身体活動基準2013　参考資料２－１

生活活動のメッツ表

メッツ	3メッツ以上の生活活動の例
3.0	普通歩行（平地、67m/分、犬を連れて）、電動アシスト付き自転車に乗る、家財道具の片付け、子どもの世話（立位）、台所の手伝い、大工仕事、梱包、ギター演奏（立位）
3.3	カーペット掃き、フロア掃き、掃除機、電気関係の仕事：配線工事、身体の動きを伴うスポーツ観戦
3.5	歩行（平地、75～85m/分、ほどほどの速さ、散歩など）、楽に自転車に乗る（8.9km/時）、階段を下りる、軽い荷物運び、車の荷物の積み下ろし、荷づくり、モップがけ、床磨き、風呂掃除、庭の草むしり、子どもと遊ぶ（歩く/走る、中強度）、車椅子を押す、釣り（全般）、スクーター（原付）・オートバイの運転
4.0	自転車に乗る（≒16km/時未満、通勤）、階段を上る（ゆっくり）、動物と遊ぶ（歩く/走る、中強度）、高齢者や障がい者の介護（身支度、風呂、ベッドの乗り降り）、屋根の雪下ろし
4.3	やや速歩（平地、やや速めに＝93m/分）、苗木の植栽、農作業（家畜に餌を与える）
4.5	耕作、家の修繕
5.0	かなり速歩（平地、速く=107m/分））、動物と遊ぶ（歩く/走る、活発に）
5.5	シャベルで土や泥をすくう
5.8	子どもと遊ぶ（歩く/走る、活発に）、家具・家財道具の移動・運搬
6.0	スコップで雪かきをする
7.8	農作業（干し草をまとめる、納屋の掃除）
8.0	運搬（重い荷物）
8.3	荷物を上の階へ運ぶ
8.8	階段を上る（速く）

メッツ	3メッツ未満の生活活動の例
1.8	立位（会話、電話、読書）、皿洗い
2.0	ゆっくりした歩行（平地、非常に遅い＝53m/分未満、散歩または家の中）、料理や食材の準備（立位、座位）、洗濯、子どもを抱えながら立つ、洗車・ワックスがけ
2.2	子どもと遊ぶ（座位、軽度）
2.3	ガーデニング（コンテナを使用する）、動物の世話、ピアノの演奏
2.5	植物への水やり、子どもの世話、仕立て作業
2.8	ゆっくりした歩行（平地、遅い=53m/分）、子ども・動物と遊ぶ（立位、軽度）

【出典】厚生労働科学研究費補助金（循環器疾患・糖尿病等生活習慣病対策総合研究事業）
「健康づくりのための運動基準2006改定のためのシステマティックレビュー」（研究代表者：宮地元彦）

○保健指導の一環として運動指導を実施する際の留意事項
【身体活動の量からエネルギー消費量への換算方法】

・身体活動の量〔メッツ・時〕に体重〔kg〕を乗じるとエネルギー消費量〔kcal〕に換算できる。
例：72kgの人がヨガ（2.5メッツ）を30分行った場合のエネルギー消費量は
2.5メッツ×0.5時間×72kg＝90 kcal

・ただし，体重減少を目的とし，体脂肪燃焼に必要なエネルギー消費量を求めるには，安静時のエネルギー消費量を引いた値を算出する必要がある。
前述の例であれば次のように計算することができる。
（2.5メッツ－1メッツ）×0.5時間×72kg＝54kcal

健康づくりのための身体活動基準2013　参考資料 2－2

運動のメッツ表

メッツ	3メッツ以上の運動の例
3.0	ボウリング、バレーボール、社交ダンス(ワルツ、サンバ、タンゴ)、ピラティス、太極拳
3.5	自転車エルゴメーター(30～50ワット)、自体重を使った軽い筋力トレーニング(軽・中等度)、体操(家で、軽・中等度)、ゴルフ(手引きカートを使って)、カヌー
3.8	全身を使ったテレビゲーム(スポーツ・ダンス)
4.0	卓球、パワーヨガ、ラジオ体操第1
4.3	やや速歩(平地、やや速めに=93m/分)、ゴルフ(クラブを担いで運ぶ)
4.5	テニス(ダブルス)*、水中歩行(中等度)、ラジオ体操第2
4.8	水泳(ゆっくりとした背泳)
5.0	かなり速歩(平地、速く=107m/分)、野球、ソフトボール、サーフィン、バレエ(モダン、ジャズ)
5.3	水泳(ゆっくりとした平泳ぎ)、スキー、アクアビクス
5.5	バドミントン
6.0	ゆっくりとしたジョギング、ウェイトトレーニング(高強度、パワーリフティング、ボディビル)、バスケットボール、水泳(のんびり泳ぐ)
6.5	山を登る(0～4.1kgの荷物を持って)
6.8	自転車エルゴメーター(90～100ワット)
7.0	ジョギング、サッカー、スキー、スケート、ハンドボール*
7.3	エアロビクス、テニス(シングルス)*、山を登る(約4.5～9.0kgの荷物を持って)
8.0	サイクリング(約20km/時)
8.3	ランニング(134m/分)、水泳(クロール、ふつうの速さ、46m/分未満)、ラグビー*
9.0	ランニング(139m/分)
9.8	ランニング(161m/分)
10.0	水泳(クロール、速い、69m/分)
10.3	武道・武術(柔道、柔術、空手、キックボクシング、テコンドー)
11.0	ランニング(188m/分)、自転車エルゴメーター(161～200ワット)

メッツ	3メッツ未満の運動の例
2.3	ストレッチング、全身を使ったテレビゲーム(バランス運動、ヨガ)
2.5	ヨガ、ビリヤード
2.8	座って行うラジオ体操

* 試合の場合

【出典】厚生労働科学研究費補助金(循環器疾患・糖尿病等生活習慣病対策総合研究事業)
「健康づくりのための運動基準2006改定のためのシステマティックレビュー」(研究代表者:宮地元彦)

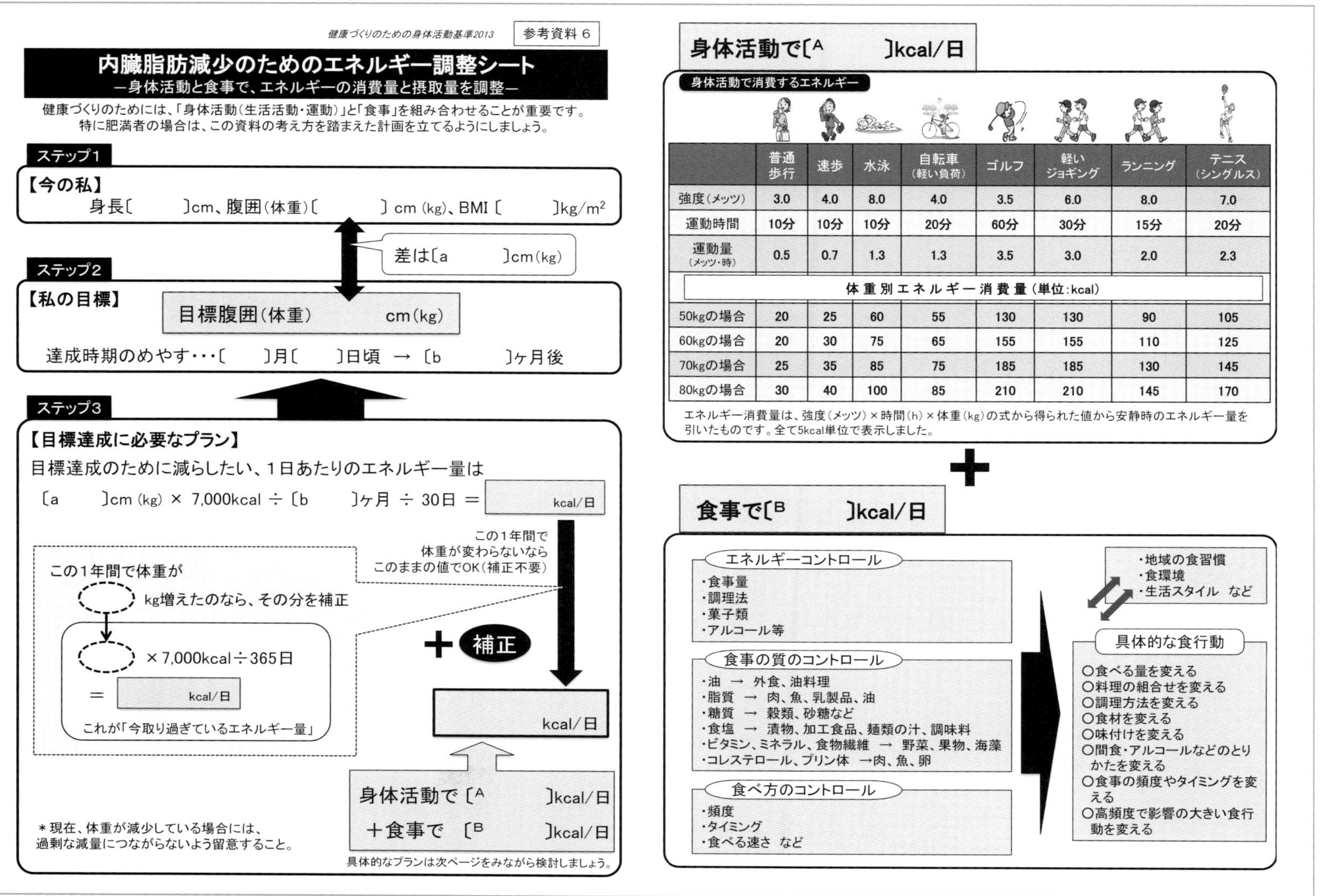

健康づくりのための身体活動基準2013　参考資料 6

内臓脂肪減少のためのエネルギー調整シート

—身体活動と食事で、エネルギーの消費量と摂取量を調整—

健康づくりのためには、「身体活動（生活活動・運動）」と「食事」を組み合わせることが重要です。
特に肥満者の場合は、この資料の考え方を踏まえた計画を立てるようにしましょう。

ステップ1

【今の私】

身長〔　　　〕cm、腹囲（体重）〔　　　〕cm (kg)、BMI〔　　　〕kg/m²

差は〔a　　　〕cm (kg)

ステップ2

【私の目標】

目標腹囲（体重）　　　cm (kg)

達成時期のめやす・・・〔　　〕月〔　　〕日頃　→〔b　　　〕ヶ月後

ステップ3

【目標達成に必要なプラン】

目標達成のために減らしたい、1日あたりのエネルギー量は

〔a　　　〕cm (kg) × 7,000kcal ÷〔b　　　〕ヶ月 ÷ 30日 ＝　　　kcal/日

この1年間で体重が変わらないならこのままの値でOK（補正不要）

この1年間で体重が
（　　）kg増えたのなら、その分を補正
（　　）× 7,000kcal ÷ 365日
＝　　　kcal/日
これが「今取り過ぎているエネルギー量」

＋ 補正

　　　kcal/日

身体活動で〔A　　　〕kcal/日
＋食事で〔B　　　〕kcal/日

具体的なプランは次ページをみながら検討しましょう。

＊現在、体重が減少している場合には、過剰な減量につながらないよう留意すること。

身体活動で〔A　　　〕kcal/日

身体活動で消費するエネルギー

	普通歩行	速歩	水泳	自転車（軽い負荷）	ゴルフ	軽いジョギング	ランニング	テニス（シングルス）
強度（メッツ）	3.0	4.0	8.0	4.0	3.5	6.0	8.0	7.0
運動時間	10分	10分	10分	20分	60分	30分	15分	20分
運動量（メッツ・時）	0.5	0.7	1.3	1.3	3.5	3.0	2.0	2.3
体重別エネルギー消費量（単位:kcal）								
50kgの場合	20	25	60	55	130	130	90	105
60kgの場合	20	30	75	65	155	155	110	125
70kgの場合	25	35	85	75	185	185	130	145
80kgの場合	30	40	100	85	210	210	145	170

エネルギー消費量は、強度（メッツ）× 時間（h）× 体重（kg）の式から得られた値から安静時のエネルギー量を引いたものです。全て5kcal単位で表示しました。

＋

食事で〔B　　　〕kcal/日

エネルギーコントロール
- 食事量
- 調理法
- 菓子類
- アルコール等

食事の質のコントロール
- 油 → 外食、油料理
- 脂質 → 肉、魚、乳製品、油
- 糖質 → 穀類、砂糖など
- 食塩 → 漬物、加工食品、麺類の汁、調味料
- ビタミン、ミネラル、食物繊維 → 野菜、果物、海藻
- コレステロール、プリン体 →肉、魚、卵

食べ方のコントロール
- 頻度
- タイミング
- 食べる速さ　など

- 地域の食習慣
- 食環境
- 生活スタイル　など

具体的な食行動
- ○食べる量を変える
- ○料理の組合せを変える
- ○調理方法を変える
- ○食材を変える
- ○味付けを変える
- ○間食・アルコールなどのとりかたを変える
- ○食事の頻度やタイミングを変える
- ○高頻度で影響の大きい食行動を変える

索　引

す

せ・そ

た

ち

つ・て

と

に

〔編著者〕　（執筆分担）

相川りゑ子（あいかわ りゑこ）　大妻女子大学短期大学部名誉教授　第1章，第13章4・5

〔著　者〕（五十音順）

會田久仁子（あいだ くにこ）　郡山女子大学短期大学部教授　第2章

今井久美子（いまい くみこ）　川村学園女子大学生活創造学部教授　第7章1，第13章1～3

岩瀬靖彦（いわせ やすひこ）　大妻女子大学家政学部教授　第5章1，第6章6

上杉宰世（うえすぎ さよ）　大妻女子大学家政学部准教授　第4章，第5章1・2，第6章2・3

小野友紀（おの ゆき）　大妻女子大学短期大学部准教授　第5章3

塚越恵久子（つかこし いくこ）　大妻女子大学短期大学部教授　第11章

中野道子（なかの みちこ）　荻窪病院栄養管理科長　第10章

西山良子（にしやま りょうこ）　戸板女子短期大学教授　第8章，第12章

森久栄（もり ひさえ）　大阪夕陽丘学園短期大学教授　第3章，第7章4・5・7・8

山田恒代（やまだ つねよ）　二葉栄養専門学校教授　第6章1・4・5

渡邊美樹（わたなべ みき）　文教大学健康栄養学部准教授　第7章2・3・6，第9章

Nブックス
三訂 栄養指導論

2010年（平成22年）4月5日　初版発行～第5刷
2015年（平成27年）4月1日　改訂版発行～第6刷
2020年（令和2年）4月10日　三訂版発行
2023年（令和5年）1月20日　三訂版第4刷発行

編著者　相川りゑ子
発行者　筑紫和男
発行所　株式会社 建帛社 KENPAKUSHA

〒112-0011　東京都文京区千石4丁目2番15号
TEL（03）3944－2611
FAX（03）3946－4377
https://www.kenpakusha.co.jp/

ISBN 978-4-7679-0667-6 C3047　壮光舎印刷／ブロケード